10000人を
60年間
追跡調査してわかった

健康な人の小さな習慣

医療×統計の専門医
大平哲也

ダイヤモンド社

1960年、秋田に、ある一人の研究者がいました。

小さな村に、誰の手にも負えない深刻な問題がありました。

それは、脳卒中の死亡率が、非常に高いことです。


当時、日本の脳卒中死亡率は世界のワースト1位、そして同じ日本でも、秋田は大阪の約2倍死亡率が高かったのです。

地域によって文化が違うのは事実です。

しかし、偶然で片付けるには異常な数値でした。


多くの医者がその原因を探りましたが、なかなか真の原因はわかりません。


病気には、必ず原因があります。

遺伝、食事、運動習慣、ストレス……。

その人が過ごしたそれまでの何年、何十年もの生活習慣、さまざまな要因が複合的に重なって、人は病気になります。

しかし、病院に来る患者は、いわばすでに「死の淵」。
10年、20年前の生活習慣について覚えているはずもありません。

「なぜ、この人は脳卒中になったのか？」
目の前の患者を診て、病気になった原因を必死に探しても、特定には至りません。
脳卒中でたくさんの村人が死んでいく日々が続きました。

ここで現れたのが一人の研究者です。

その研究者は、「統計学」を使いました。

それまでの医学は、目の前の患者を過去の症例に基づいて治療する、いわゆる伝統的な医療です。

しかし、その研究者は違いました。

その研究者は、患者ではない、別の人々に注目しました。
それは、「まだ、病気になっていない健康な人」。
つまり、病気になるか・ならないかすら、まだ、わからない人たちです。

「将来病気になる人には、きっと、今の過ごし方に問題があるはずだ」
「だから、今、データを取っておこう。将来誰が病気になり、誰が病気にならなかったのかを、追跡調査して確認しよう」

その研究者は「未来」を見ていました。

それまでの伝統的医療では、「今この時点」で病気の人を分析します。
つまり、「今病気のAさんがどういう状態か」はわかりますが、「Aさんがなぜ病気になったのか」は、推測しかできなかったのです。

しかし、長い時間をかけて1万人の健康な人と不健康な人を定点観測し、追跡調査すれば、これがはっきりわかります。

なぜなら、Aさんが病気になった理由をデータで辿り、分析することができるからです。

彼は、それまでの伝統的医療に「統計学」をかけ合わせました。

まず始めたのが、データをきめ細かく取ること。

つまり、将来の研究のための材料を用意することです。

まだ村には、健康診断の機器すらない時代です。

しかも、健康な村人の健康状態の推移も確認するわけですから、必要なデータは膨大。

比較対象のデータも合わせると、その数は1万に及びます。

1年や2年ではもちろん足りません。10年、20年単位のデータが必要です。

途方もない時間と手間がかかります。

その研究者は、そのことを当然、理解していました。

それでも、彼はデータを取り続けます。

「今取ったデータは、必ず将来の財産になる」

医学を統計学とかけ合わせる――このアイデアを実現した研究者は、自分の生きている間には成果が出なくても、これをやるべきだと決意したのです。

この本に書かれているのは、1年や2年の短いスパンの研究ではなく、60年以上の時を越えて研究され、検証されてきた、人間の健康の普遍的な法則です。

1960年代に始まったこれらの研究は、日本だけでなく、海外でもさかんに実施されるようになりました。

この本が出るのは2025年ですから、今から同じ研究を始めようとすると、2085年までかかります。到底、替えの利くデータではありません。

そして、60年の月日を越えて見つけた、日本人の健康の普遍的な法則。

その正体をひと言にまとめると、健康な人は「無意識のうちに健康になれる習慣」を実践できる環境にいた、ということです。


別に意志が強いとか、健康意識が高いとか、そういうことだけではなかったのです。

これは裏を返せば、「強い意志」がなくたって、健康になれるということでもあります。

現代の私たちは、先人の真似をするだけでいいんですから。


本書では、この歴史的な知見をもとに、現代のみなさんがどう行動を変えればいいのかを紹介していきます。

これが、「健康になれる小さな習慣」の正体です。


日本の歴史が証明する「健康の法則」を、こうして本にまとめ、みなさんに届けることができることを、誇らしく思います。

さてこれから、時が教えてくれる「健康の知見」を、一つずつ紹介していきましょう。

目次

10000人を
60年間追跡調査してわかった
健康な人の小さな習慣

序章

ちまたの健康法は「ニセ科学」だらけ

1章 60年のデータでわかった健康の最適解の方程式

2章

60年のデータでわかった「食事」健康になる小さな習慣

3章

60年のデータでわかった「運動」健康になる小さな習慣

4章

60年のデータでわかった「ストレス」健康になる小さな習慣

はじめに　なぜ、医療×統計が最強のエビデンスなのか？

医療×統計の実践的学問「疫学《えきがく》」

私は疫学者兼医者ですが、多くの方は「疫学《えきがく》」という単語にはまったくなじみがないと思います。そもそも、この疫学という学問は一体何で、どういった点がすごいのかを説明しましょう。

疫学とは、**「医療」と「統計」を掛け合わせた実践的学問**です。「病気が起こる原因や、どうやったら予防できるのかということを、人の集団を対象として調べることにより明らかにする学問」と定義できます。

英語では「Epidemiology」となります。「Epi（〜の上に）」「demo（人々）」「logos（学問）」が意味するように、人々の上に起きている、あるいは起きつつある現象を観察・分解していくものです。個人を詳しく見るのではなく、あくまで集団で見て、その集団の特徴を調べていきます。

私たちの世界では、「計測は科学の母」といわれています。新しい発見や技術革新の基礎には、それを裏付ける「数」が必要です。疫学研究には、そうした数を見ることによって、リスクを調べて対策をとっていける素晴らしい側面があります。コレラ菌という直接の原因はわからなくても、ビタミンB1という物質が足りないことがわからなくても、対象を集団で捉えることでしか得られない気づきがあるのです。

みなさんになじみがあるところでいくと、新薬が誕生する過程で行われる「治験」も、疫学研究の一つです。その最後の段階となる第Ⅲ相試験では、多くの患者さんの参加が必須です。効果や副作用について正しく知るには、数を多く、年月を長く見ていかねばなりません。

つまり、疫学とはビッグデータ。**数が多いほど、期間が長いほど、その知見は蓄積されていきます**。

60年のデータを取り続けたからわかった健康の法則

私は現在、母校である福島県立医科大学医学部で疫学講座の主任教授を務めています。それと同時に、いくつかの疫学研究に携わっています。

なかでも「CIRCS《サークス》(Circulatory Risk in Communities Study)」は、1963年か

ら始まり、すでに60年を越えて続く日本を代表する疫学研究です。当時は大阪府立成人病センター（現・大阪国際がんセンター）が中心となり、現在では近畿大学、大阪大学、大阪健康安全基盤研究所、筑波大学、順天堂大学、福島県立医科大学、日本医科大学、獨協医科大学など多くの施設が共同して、大阪府、秋田県、茨城県、高知県などの特定の地域を比較しながらさまざまな疫学調査を行っています。

そこで扱うのは、60年前の古くさい話ではありません。60年以上続いて蓄積された最も新しい現在のビッグデータです。**エビデンスの強さは、ほかに類を見ません**。

本書では、このCIRCSや、やはり私が携わっているいくつかの研究、あるいは国内外のいろいろな研究が示す、真に健康になる方法を説いていきます。

60年続くCIRCSはこうして生まれた

5年間の研修医生活を終えて向かった筑波大学大学院で、私は名誉教授の小町喜男先生に出会いました。小町先生は、日本の循環器疫学の草分けともいわれる人物の一人であり、CIRCSの生みの親です。

「我々は、ただ研究成果を残したくて活動しているのではない。その成果によって、地域の人たちがどれだけ健康になってくれたかが重要なのだ」というのが口癖でした。

現在の大阪国際がんセンターが、まだ「大阪府立成人病センター」という名称だった頃、小町先生はセンターの集団検診第一部という部門で主に循環器疾患の研究をしていました。

当時の秋田県では、壮年期の脳卒中が多発し、大きな問題となっていました。そこで、当時の秋田県井川村の鷲谷嘉兵衛村長と、井川村を所轄する五城目保健所の今村久吉郎所長が、秋田県衛生科学研究所の児島三郎氏と小町先生に、脳卒中の原因究明と予防対策を依頼されたそうです。

そこから原因究明のための疫学調査が１９６３年に開始されました。また、「地域の違いを見ることで何かわかるのではないか」という仮説が立てられ、同時期に大阪府八尾市でも同様の調査が開始されました。それがＣＩＲＣＳの母体となっています。（参考：http://www.epi-c.jp/entry/e014_0_interview_01.html）

今でこそ、勤め先や地域で健康診断を受けることは当たり前になりましたが、国の制度として整ったのは１９８２年に老人保健法が制定されてからです。１９７２年の労働安全衛生法では、労働者に対する健康診断が事業者に義務づけられたにすぎません。

その、国の制度が整う20年も前に、大阪と秋田の特定の地域で毎年、いろいろな検査を

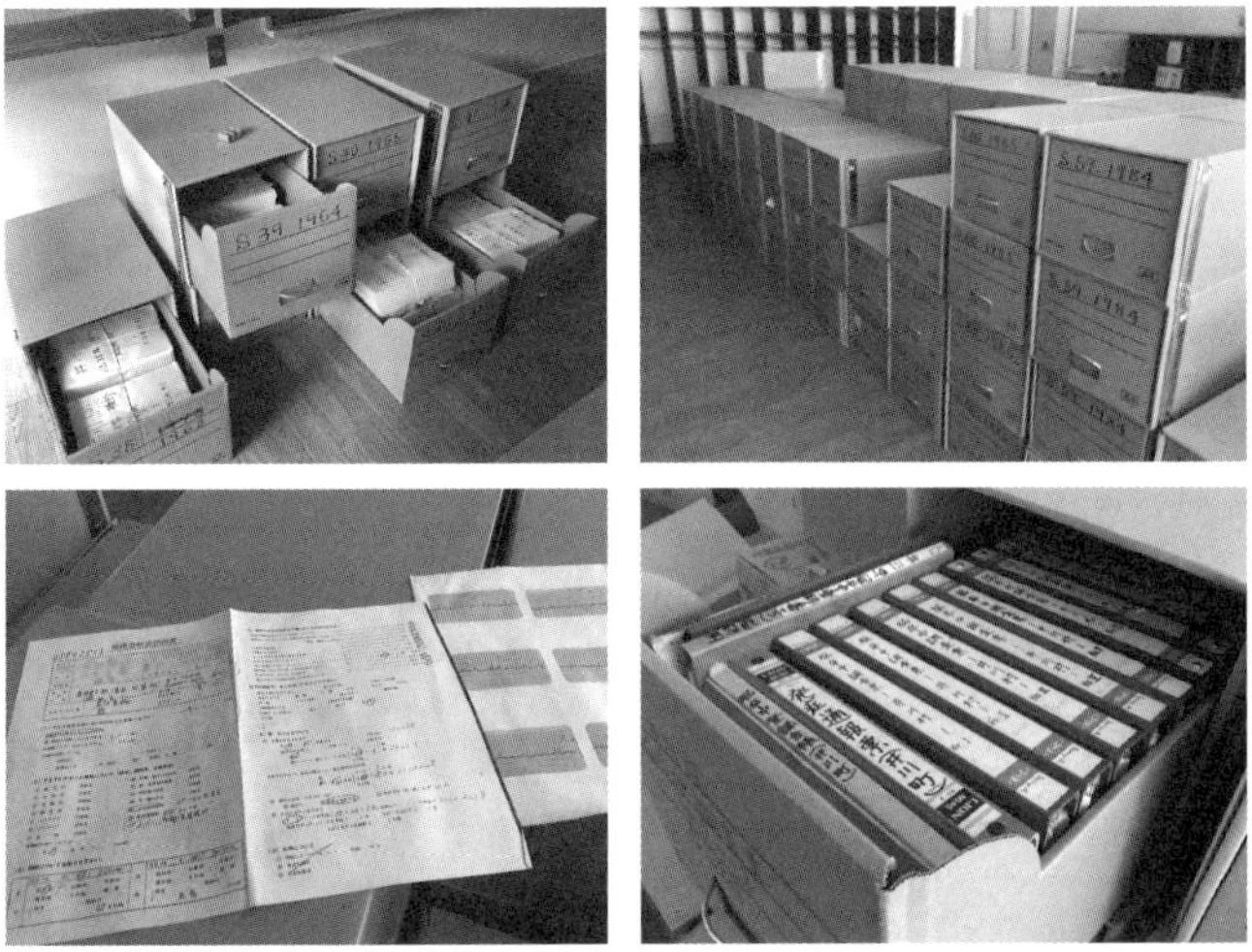

「秋田大阪スタディ」に保管されている資料

行ったのです。

交通の便も整っていない時代、小町先生と弟子の医師たちは手を挙げてくれた秋田のいくつかの地域に出向き、血圧、肥満度などを調べ、食生活について詳しい聞き取りを行いました。

特筆すべきは心電図検査です。当時の心電図計測器機は真空管を用いたタイプで、そもそも簡単に動かせるようなものではありません。それを大阪から秋田まで毎回、夜行電車で運んだというのですから頭が下がります。

そうした努力の結果、最初に気づいたのが秋田の人たちには圧倒的に高血圧が多いということでした。さらには、塩分の摂取量もかなり多いことがわかりました。塩や醤油、味噌などの消費量が大阪の2倍近くあったそうです。

実際に、小町先生は秋田県の住民から振る舞われた味噌汁を飲んでいるのですが、冷めてくるとお椀のふちに塩が付いていたと語っています。

そこで、一つには「塩分が良くないのではないか」と思われることから、人々に減塩を呼びかけることになりました。もう一つは、血圧が高い人に対して治療を行うという2つの明確な方針を立てたのです。

これらは、今も変わらず重要視されており、当時の研究は私たちに非常に重要な道標を示してくれたことがわかります。

60年の疫学研究が人類の財産と言える理由

CIRCSのほか今も続いている日本の大きな疫学研究に、「久山町研究」「JACCスタディ」「JPHC スタディ」「広島・長崎原爆被ばく者コホート（寿命調査）」などがあります。

なかでも「久山町研究」は、1961年から今も続けられており、多くの大変貴重なデータを私たちに与えてくれています。

この久山町研究のはじまりは、米国から指摘された「誤診」の疑いです。

かつて日本では、脳卒中のなかで脳出血による死亡率が脳梗塞の12・4倍もあり、欧米と比較して著しく高かったのです。それが死亡診断書のみで調査されたものであったため、死亡診断書の精度が低いのではと疑われました。そこで、より正確に脳出血か脳梗塞かを判定するための調査が福岡県久山町で開始されました。

この研究のすごいところは、調査開始後、住民の9割近くが死後に剖検（病理解剖）されたということです。脳出血なのか脳梗塞なのか、あるいは別の病気が潜んでいたのか。その人の正確な死因を知るためには、剖検が欠かせないという考えでのことです。そのため、調査の精度が非常に高くなっています。

こうして脳卒中の実態解明からスタートした久山町研究は、今や虚血性心疾患、慢性腎臓病、高血圧、糖尿病、胃がん、大腸がん、認知症などさまざまな領域に及んでいます。

また、この研究は、福岡市に隣接した人口約9000人の久山町に特化して続けられているため、**時代の移り変わりに伴う生活習慣の変化による影響や、危険因子の変遷についてもヒントを得ることができます**。

CIRCSや久山町研究は長期間、力強く残っていますが、過去には、こうした優れた疫学研究が行われていたにもかかわらず、終了してしまったケースも多々あります。

その理由はたいてい、調査地域の事情です。たとえば、市区町村の合併がなされ、それまで調査に積極的だった町や村自体が消滅してしまうことがあります。あるいは、首長が変わって方針が変更されてしまうこともあります。

これは本当に惜しく、残念なことです。

もし、2025年から60年間のデータを積み上げていこうとしたら、その結果を享受できるのは2085年です。少なくとも、私はもうこの世にいません。多くの読者やその両親も同様かもしれません。

長く続いている疫学研究は、今を生きる私たちの財産なのです。

医療×統計だからこそわかる真実

私は疫学者であると同時に医師でもあります。ただし、本書で示す健康寿命を延ばす方法は、すべて疫学者として述べていきます。

たとえばタバコについて。

医師はみんな「健康のためにタバコはやめてください」と言いますね。みなさん、耳にたこができているのではないかと思います。しかも、そう言っておきながら自分はタバコを吸っている医師もいるのだから、真面目に聞く気も失せるでしょう。

しかし、疫学データは「タバコは絶対にダメ」と示しています。病気によって差はありますが、**日本人の全死亡率で見るとタバコが最大の要因となります**。タバコを吸っている医師は信用ならないかもしれないけれど、60年分の疫学データは信用に値します。

また、妊娠中に母親がタバコを吸っていると赤ちゃんが小さく産まれる傾向があることがデータでわかっています。そして、小さく産まれた子どもは将来的に高血圧や糖尿病のリスクが高くなり、その後脳卒中や心筋梗塞などの心血管疾患がおこりやすくなることもデータでわかっているのです。そのため、タバコは本人のみならず次世代の子どもたちの寿命にも大きな影響を及ぼしてしまうのです。


肥満も決して甘く見てはいけません。

太った医師から「健康のために痩せましょう」と言われても、まったく説得力がありません。しかし、データは「過度の肥満はダメ」と示しています。

たとえば、要介護になる原因の1位である認知症は、肥満がその重要なリスク因子の一つです。海外のデータではありますが、中年期（40代・50代）に肥満だった人（ＢＭＩが30以上の人）は、将来的に認知症になる確率が2倍を超えることがわかっています（次

図01 中年期の健康状態と認知症リスク

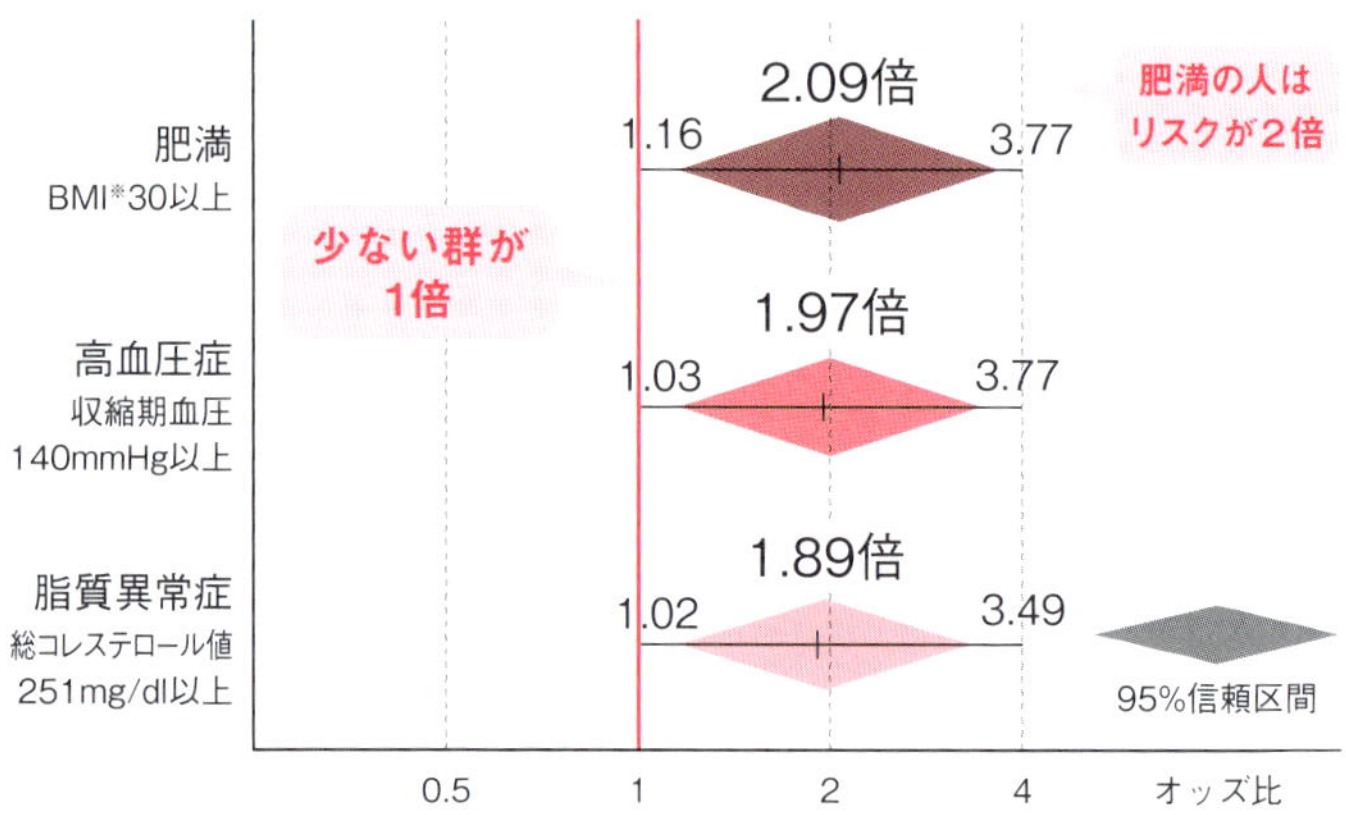

※BMI: body mass index（体重を身長の2乗で除した値）

出所：KivipeltoM,etal.ArchNeurol,2005.をもとに著者作成

ページ図01)。高血圧や脂質異常も問題だけれど、そもそも高血圧も脂質異常も肥満が原因で起こってきますので、その前段階の肥満に対処する必要があります。

なおＣＩＲＣＳの調査結果では昔は肥満の影響は限定的でした。ただ生活習慣が変わってくるにつれて、徐々に肥満の悪影響が増えてきました。特に睡眠時無呼吸症候群は実は心疾患など循環器疾患の重大な原因の一つとなっていて、タバコよりも大きな悪影響があることがわかっています。

このほかにも、さまざまな「**データが示す真実**」があります。これから、本書でそれを明らかにしていきましょう。

序章

ちまたの健康法は「ニセ科学」だらけ

「ジョン・スノウ」の井戸――「知」の出発点

ここで、疫学を代表する事例を一つ紹介します。個人個人の症状を見るよりも、**人を集団としてとらえたほうが、より人間の健康の法則がつかめる**ということがわかるエピソードです。

1854年8月、ロンドンのソーホー地区でコレラが発生しました。ブロード・ストリート周辺では、最初の3日間で127人が、9月10日までに500人が亡くなりました。死亡率はなんと、ソーホー地区全体の12・8パーセントにも達しました。

この危機に対し、ジョン・スノウという医師が原因調査に乗り出します。

スノウは地図を作成し、死者が出た家がある場所にポチポチと印を付けていきました。すると、印が集中している地区があることがわかりました。その地区を丁寧に調べると、一つの井戸がありました。

当時は、コレラは経口感染ではなく空気感染すると思われており、コレラ菌も見つかっていませんでした。だから、井戸が関係しているかどうかわからなかったけれど、スノウはとにかくその井戸を閉じさせました。その結果、感染が収まっていったのです。

ロベルト・コッホによってコレラ菌が発見されたのは、1883年です。その30年も前にスノウは、空気感染と思われていたコレラが水を飲むことによって起こる経口感染であることを明ら

図02 ジョン・スノウの疫学研究

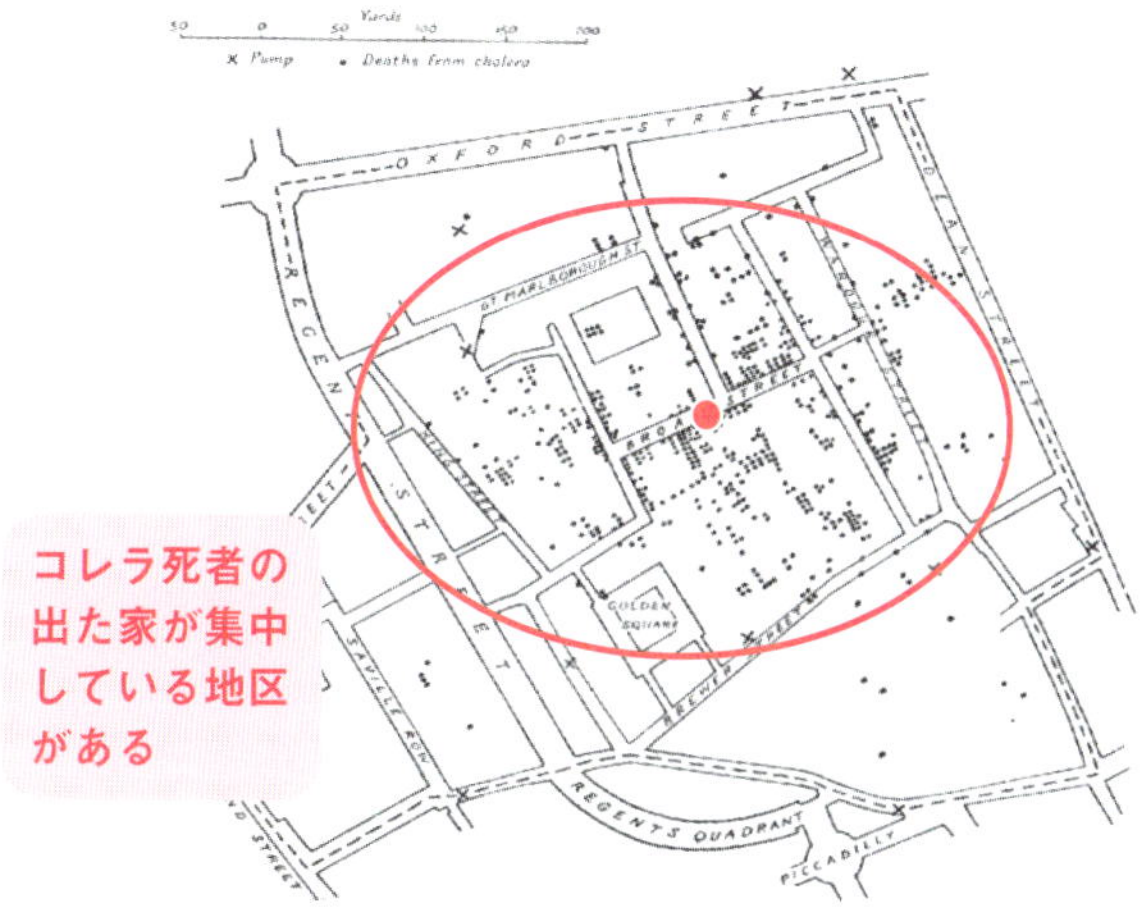

図03 ジョン・スノウの井戸

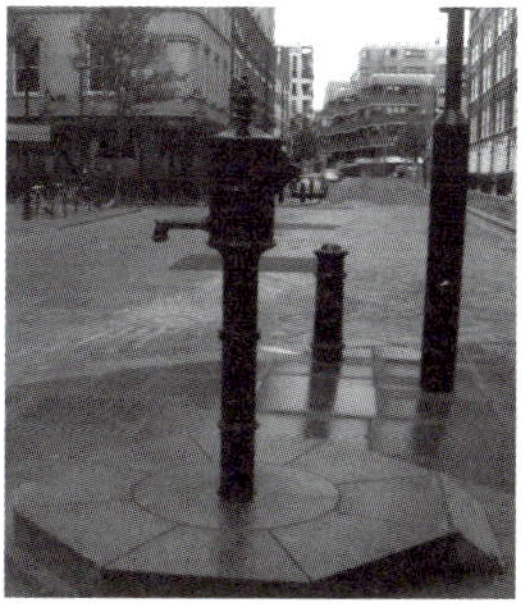

ジョン・スノウの井戸
（著者撮影）

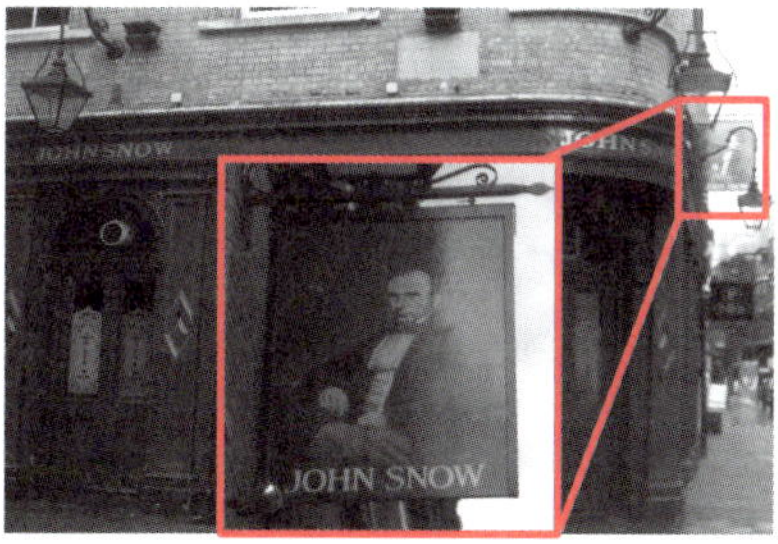

ジョン・スノウの井戸の奥には、現在も
ジョン・スノウパブが残っている

かにしたのです。そして、水の元を絶ち切るという対策をとり、人々の命を守りました。

この話は、「ジョン・スノウの井戸」として今も語り継がれています。

集団を追跡し続けて真実を見る「疫学」

ちょっと難しい話ですが、疫学という大きなくくりのなかに「観察疫学」があり、それはさらに「記述疫学研究」「生態学的研究」「横断研究」「症例対照研究」「コホート研究」の5つに分かれます。

もちろん、みなさんがすべてを覚える必要などありません。本書で主に扱うのはコホート研究です。「前向きコホート研究」と呼ぶこともあります。

日本疫学会はコホート研究について、「調査時点で、仮説として考えられる要因を持つ集団（曝露群）と持たない集団（非曝露群）を追跡し、両群の疾病の罹患率または死亡率を比較する方法である。また、どのような要因を持つ者が、どのような疾病に罹患しやすいかを究明し、かつ因果関係の推定を行うことを目的としている」と述べています。

つまり、コホート研究は、**集団を、時間を追って見ていきます**。その追い方には「今から30年間見ていこう」というのも、「今から30年間さかのぼろう」というのもあります。いずれにしても、

図04 横断研究とコホート研究の違い

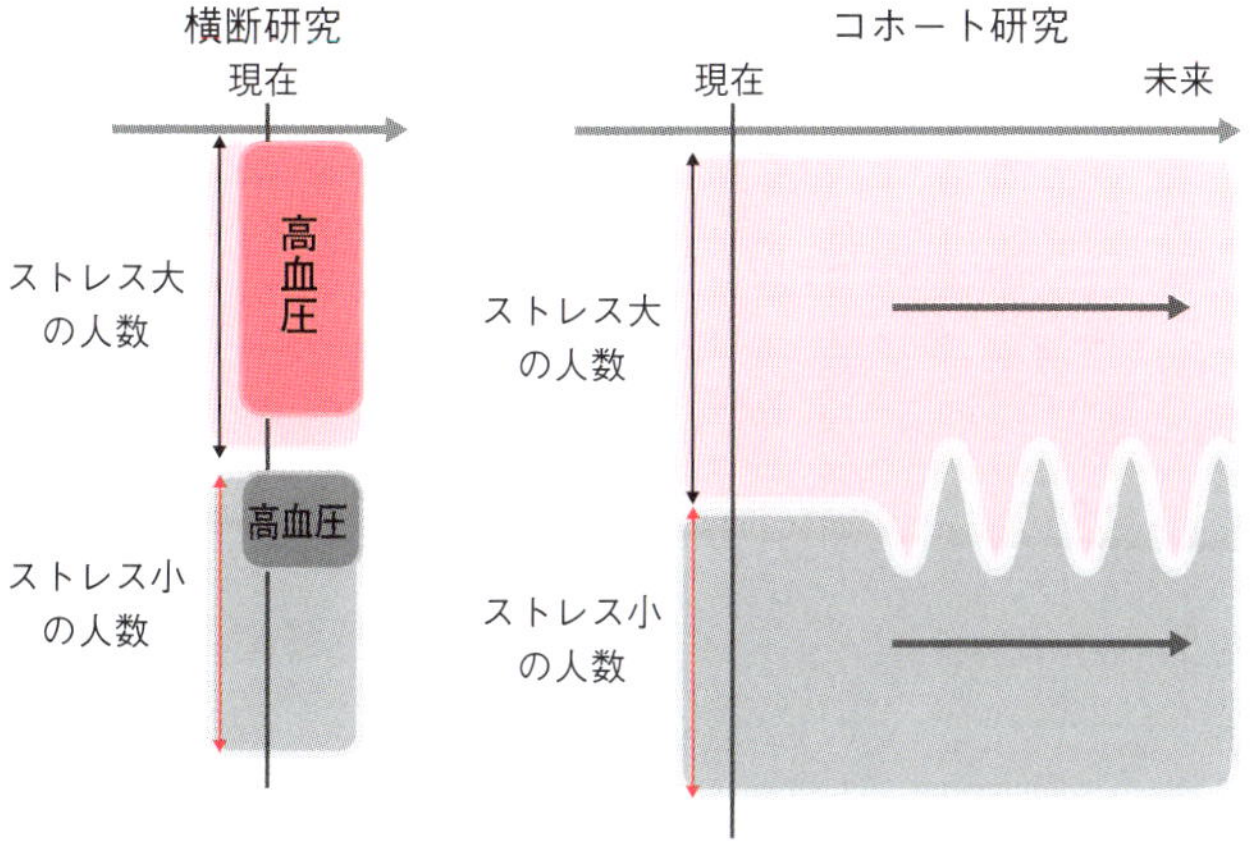

「高血圧の人の多くが(低血圧の人に比べて)ストレスを訴えている」と今あるデータから指摘する

「ストレスを訴える人は、血圧が高くなっていくのか？」を長期間かけて集団を追跡調査する

時間を追っていくことで、原因と結果がわかってきます。

一方で、横断研究は「今この瞬間」を見ます。今あるデータだけを見て、たとえば「ストレスを訴える人には、高血圧が多い」ということを指摘します。でも、ストレスによって血圧が上がっているのか、血圧が上がることでストレスになっているのかという順番はわかりません。

本来、原因と結果について正しく知るためには、**病気が起こる前にちゃんと原因がある**ということを証明しなければなりません。しかし、横断研究はこれには不向きなのです。

電子レンジが普及すると「がんの死亡が増える」？

観察疫学のなかの生態学的研究について、私はよく「ニセ科学研究に利用される研究」と表現しています。生態学的研究自体は非常に優れた研究ですが、その解釈を間違えるとだまされてしまうからです。

生態学的研究は「相関研究」とも呼ばれています。たとえば、授業の欠席率と試験の合格率の相関について調べた結果、「欠席率の高い学校ほど試験合格率が低い」ということがわかったとします。これはデータからわかる事実です。

しかしながら、ここから「欠席が多い生徒ほど試験合格の確率が低い」という結論まで出すことはできません。なぜなら、たとえば「平均勉強時間」や「遊びに充てる平均時間」など、**その双方に影響を与えそうな要素を考慮していないため**です。実は多くの人が、そういう読み解き方をしてしまうのです。

ほかにも、電子レンジの普及率とがんの発症数の関連について「電子レンジが普及し始めた1970年代からがんの発症数が急速に増えてきた」ということがあります。

電子レンジの普及率は1970年から1990年にかけて急速に高くなっていますが、がんの発症数もこの間急速に増えているのです。世の中には「電子レンジのマイクロ波が発がん性物質

図05 授業欠席率と試験合格率の相関

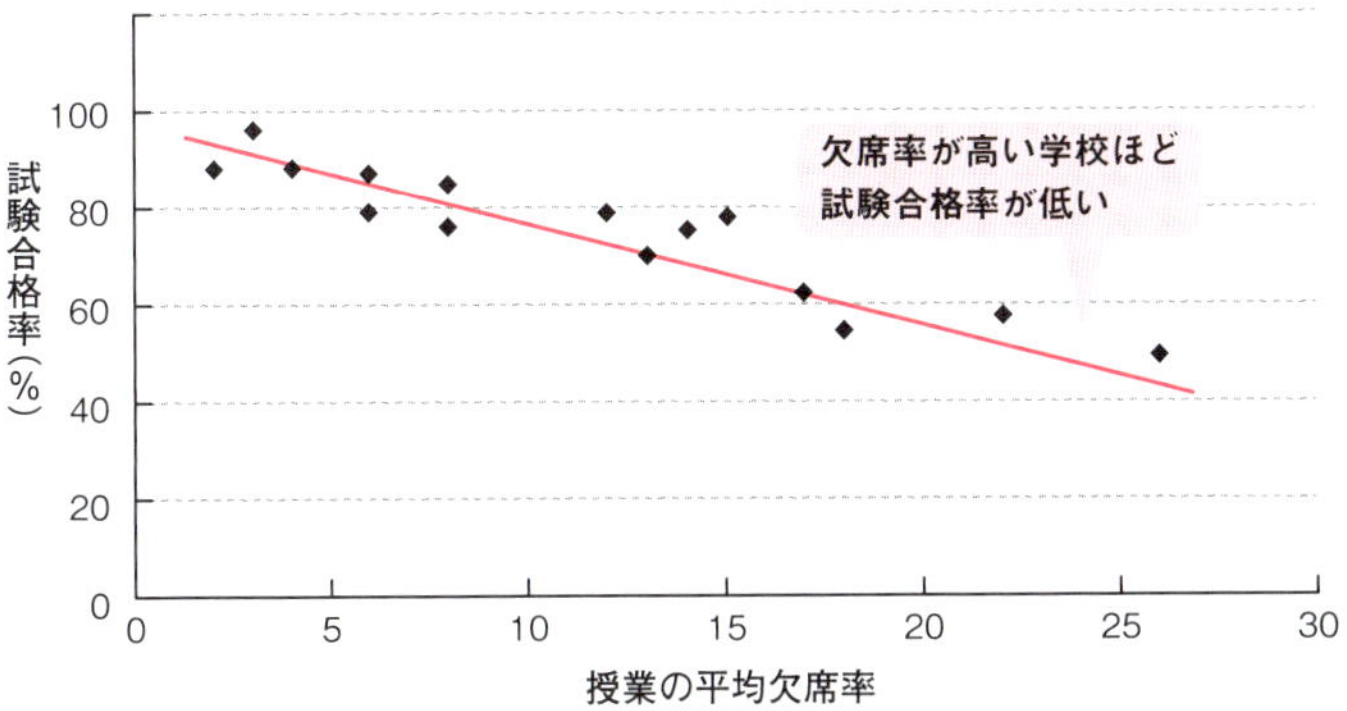

「欠席をよくする人は試験に不合格になる可能性が高い」ことは
この結果からは実は断定できない

図06 見かけ上の相関と因果を混同してはいけない

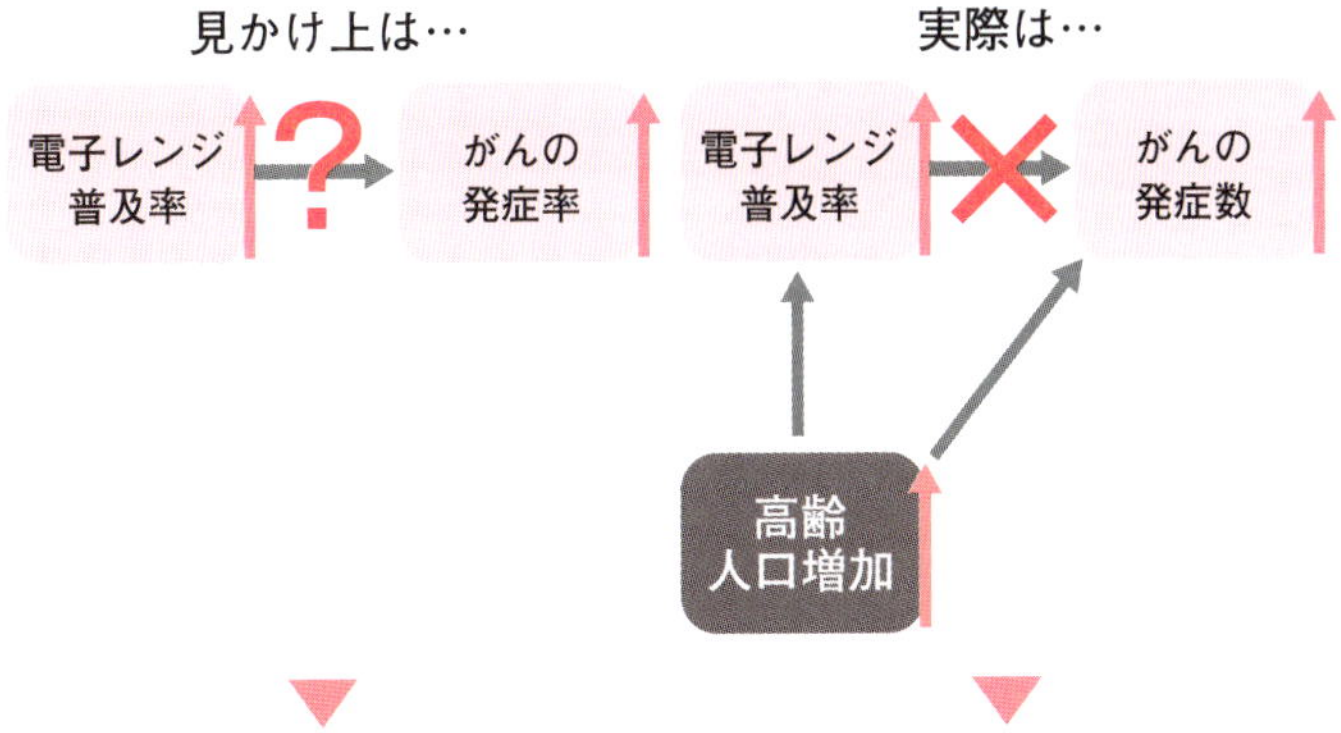

見かけ上は相関関係が
あるように見える

実際は別の要因が
隠れていることも

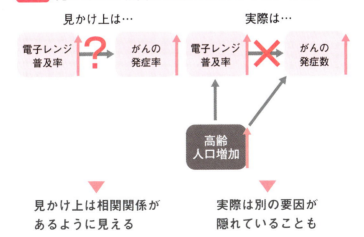

を増やした結果、がんの患者数が増えた」と言う人もいます。しかし、普及率と発症数だけをみて「電子レンジの普及ががんの発症を増やした」と結論づけるわけにはいきません。

電子レンジの普及は、経済成長に伴うものですが、この間、わが国は年々高齢者も増えており、この年齢構成の違いががん発症数の増加に影響しています。実際、電子レンジが多く普及している1990年以降、年齢の影響を調整するとわが国のがん発生率は決して増えてはいません。

このように、実際には関係のないことを、あたかも原因と結果であるかのように述べてしまうのが偽《ニセ》科学研究。くれぐれもだまされることがないよう、気をつけてください。

本書の結論

「60年の医療×統計でわかった、日本人の健康の最適解」

本書で紹介する「60年の医療×統計でわかった、日本人の健康の最適解」です。気になっている人もいるでしょうから、先に結論を言ってしまいましょう。

では、発表します。

「60年の医療×統計でわかった、日本人の健康の最適解」の5原則は、次のページの通りです。

1 タバコは一切吸わない
2 お酒は1日2合未満
3 塩分を減らしカルシウムを増やした和食をとる
4 座位時間を減らして適度な有酸素運動をする
5 肥満を解消する

さて、5原則を見てどのような感想を抱いたでしょうか。「当たり前じゃないか」とか、「それができたら苦労しないんだよ！」という声が聞こえてきそうですね。実際私が医者として患者さんに話をしていたときにも、そういう文句を言われたことが何度もあります。

しかし、疫学データから明確にわかっている原則はこの5つなのです。

「できる・できない」や「キャッチーかどうか」はともかく、これが60年の結論です。

本書は、この前提から、「本当の健康」を目指します。

つまり、「健康に、都合のいい答えなんて存在しない」という大前提を受け入れたうえで、「どうしたらそれができるようになるのか？」を考えるということです。

世の中のほかの本には、「◯◯を食べたら健康になる」とか、「◯◯体操で健康になる」ということが、書かれています。こういった「ラクして健康になれる方法」のほうが、キャッチーですし、知りたいと思いますよね。

しかし、60年以上かけて日本人を定点観測した結果得られた結論は、「健康に特効薬など存在しない」です。

残念なことですが、まずはこの結論を受け入れてください。

そして重要なのはここからです。

本書はこれから、「では、どうしたらこの健康の最適解を実践できるようになるのか？」を解説していきます。つまり、

× カンタンでキャッチーだけど、正しくないこと

ではなく、

◎ カンタンではないけれど、本当に効果があること

を紹介していきます。

それを実践するために重要な「健康の方程式」をこれから紹介していきましょう。

1章

60年のデータでわかった健康の最適解の方程式

前提

ただ長生きしても仕方がない、延ばすべきは「健康寿命」

平均寿命よりも「健康寿命」が大切な理由

大切なのは「健康寿命」です。

健康寿命とは、「健康上の問題で日常生活が制限されることなく生活できる期間」と定義されています。平たく言えば、要介護にならずに生きられる長さ。誰もが願ってやまないだろう状態でいられる期間です。要は「死ぬまで健康に生きる」ためには、この健康寿命を延ばす必要があるということです。

２０１９年のデータで、日本人の平均寿命は、男性で81・41歳、女性は87・45歳です。これからもさらに長くなると推定されています。

しかし、現在の日本人の健康寿命は、同じく２０１９年のデータで、男性72・68歳、女性75・38歳となっています（厚生労働省より）。つまり、残念ながら男性で約9年、女性は12年以上も平均寿命より短いのです。

ただ長生きすればいいというものではない、というのはイメージできる方も多いでしょう。

健康寿命を縮める要因・ワースト3

こうした状況を受け、国はもちろんのこと都道府県レベルでも、目標値を設定して健康寿命を延ばそうという動きが活発になっています。

日本人が要介護になる大きな原因はすでにはっきりしており、**1位が認知症、2位が脳卒中、3位が骨折・転倒を含むフレイル（虚弱）**です。要介護を避けるためには、この3つを予防することがまずは大事であると私は考えています。

もちろん、死亡率そのものを高めてしまう心筋梗塞やがんをいかに避けるかについて、無関心ではいけません。

あるいは、脳卒中や心筋梗塞を引き起こす高血圧や糖尿病などを予防・治療していくことも非常に重要です。実際に、高血圧を正常値に戻すと、4割くらいの脳卒中が防げることが疫学的にわかっています。

であるならば、私たちが具体的にどうすればいいかもおのずと見えてくるでしょう。

健康寿命を縮める最大の理由は「高血圧」

日本人は長寿ではあるけれど、平均寿命と健康寿命の間に大きな開きがある。このことは、誰にとっても看過できない問題です。

多くの人が、「できれば介護を必要とせずに一生を全うしたい」と思っているはず。とくに、「子どもに迷惑をかけたくない」という親の願いは切実でしょう。

もちろん、年齢を重ねれば体のどこかにガタは来ます。だから、杖に頼ったり、補聴器や入れ歯を使ったり……といろいろ工夫して、自分で自分の世話をしながら生きていければいいわけです。

それができずに健康寿命を短くしてしまう三大理由は、前述したように「認知症」「脳卒中」「骨折・転倒《フレイル》」でしたね。

このうち、認知症と脳卒中は、**高血圧**との関係が強く指摘されています。

49ページの2つのグラフを見れば、日本人の血圧が低くなっていくのにつれて、脳卒中による死亡率も減少しているのがわかるでしょう。

健康診断で測定された血圧データとの関連を見てみると、「至適血圧（収縮期120未満、拡張期80未満）」と比較して、収縮期血圧が高くなっていくにつれ、脳卒中の発症率が上がってい

図07-1 日本人(男性)の最大血圧値の推移

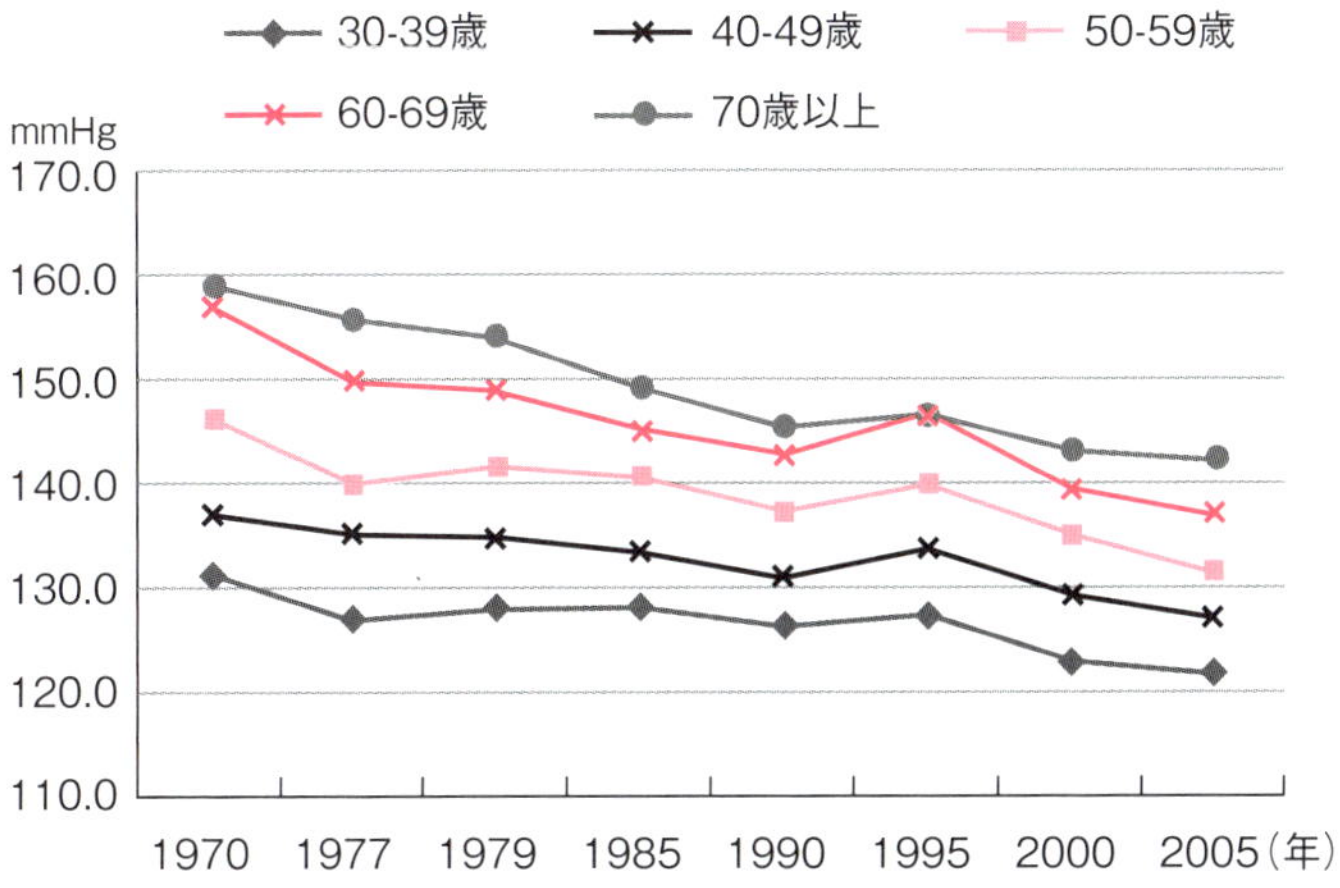

図07-2 日本人の脳卒中死亡率の推移

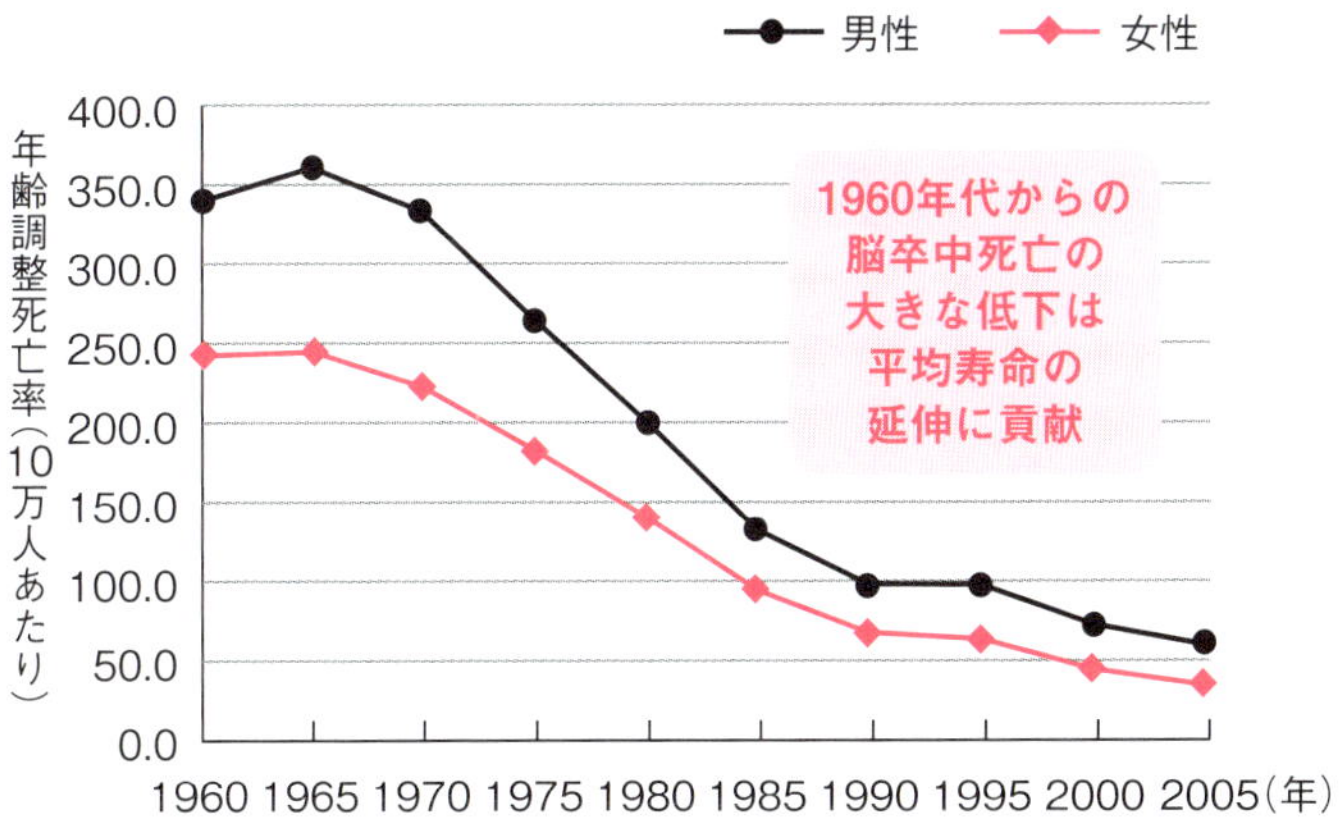

出所：The Lancet 2011

図08 健診時の血圧と脳卒中発症との関連

血圧が高いほど脳卒中が起こりやすい

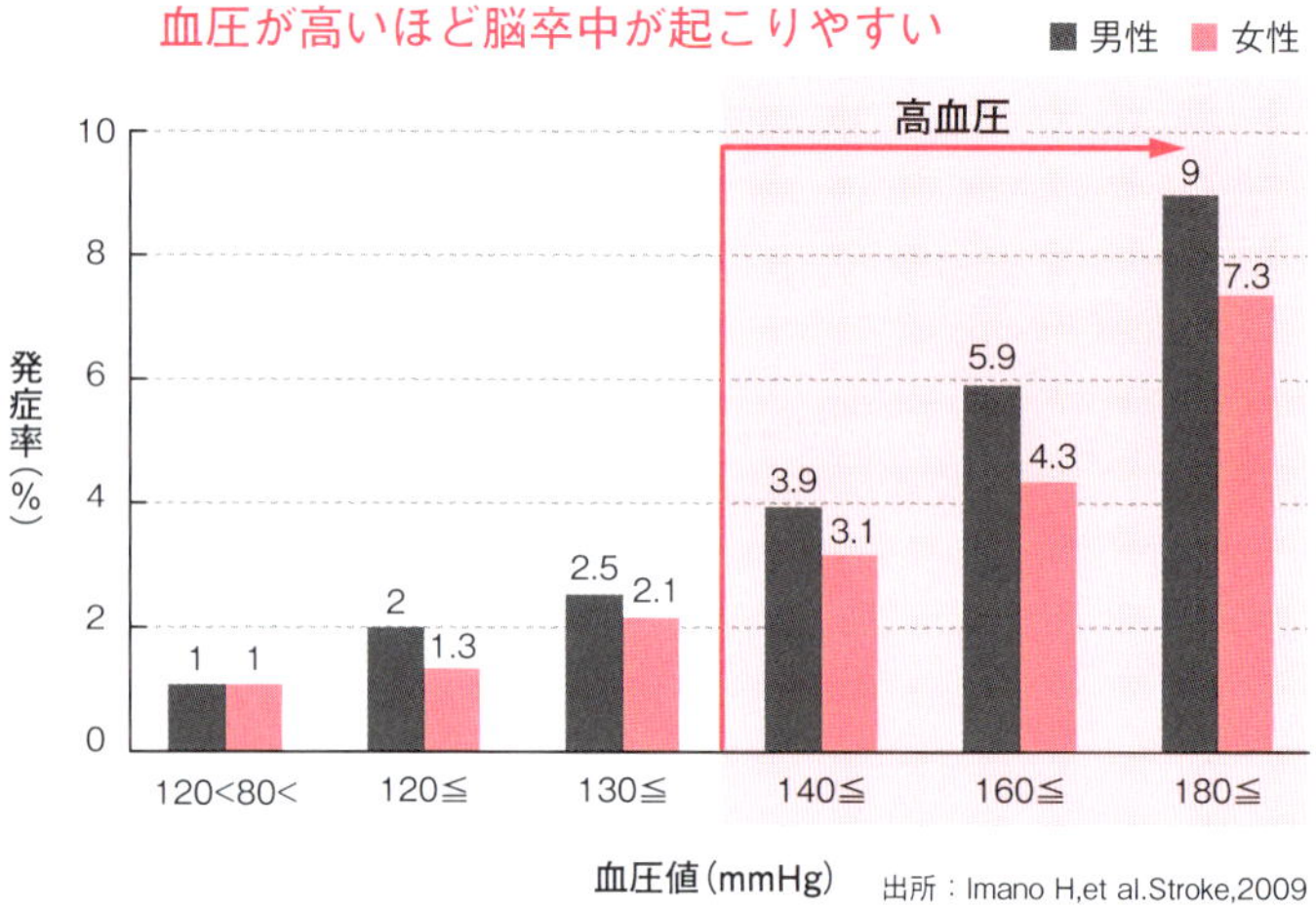

出所：Imano H,et al.Stroke,2009

ます。

また、私たちの研究では、むしろ軽症の高血圧のほうが脳卒中の発症数が多いことがわかっています。

心筋梗塞も含め、循環器疾患の最大のリスクが高血圧であり、高血圧を正常値に戻していけば、4割くらいの脳卒中は予防できると思われます。

認知症についても見ていきましょう。前に紹介した30ページのグラフでも示したように、**高血圧の人は認知症のリスクが2倍近くになる**というデータが出ています。

なかでも、アルツハイマー型認知症に次いで多い「血管性認知症」は、脳卒中によって脳の血流が滞ることが直接の原因です。「高血圧→脳卒中→認知症」の構図が、しっかりで

図09 血圧区分別にみた脳卒中発症者の集団寄与危険度割合の推移

軽症高血圧者からの脳卒中発症数が一番多い

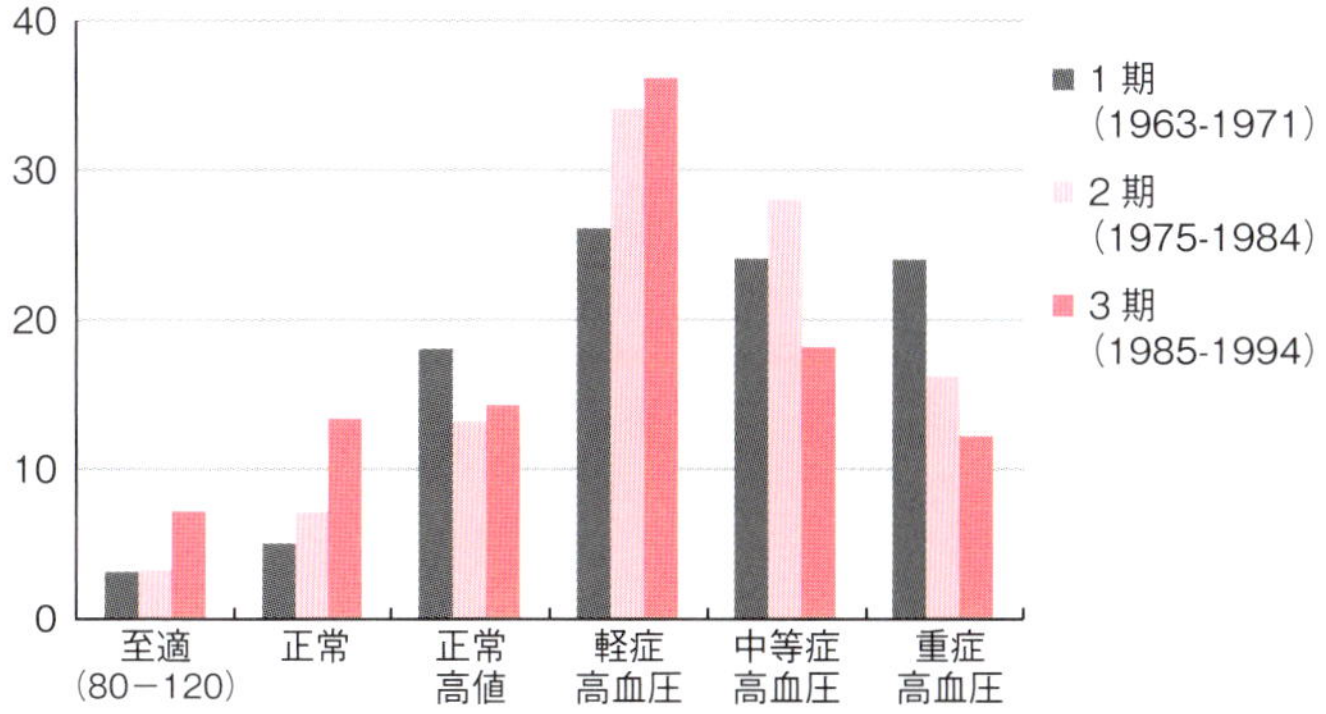

出所：Imano H,et al.Stroke,2009

きていると言えます。

こうした状況にあって、高血圧を治療し、理想の至適血圧に保つことができれば、脳卒中と認知症のリスクが低下し、健康寿命を長くすることにつながります。血圧は非常に重要なファクターなのです。

考えてもみてください。私たちの日常生活において、「最近、脳卒中気味でね」などという会話は交わされません。脳卒中の大半は突然起き、そのときにはすでに事態は深刻です。治療がうまくいけばいいですが、命は助かっても後遺症で寝たきりになる可能性大です。

認知症についても、「絶対にかかりたくない」と思っていてもかかる人はかかります。

つまり、脳卒中も認知症も、その疾患自体の発症コントロールは難しいのです。

しかし、高血圧はそうではありません。**十分にコントロール可能**です。だから、「最近、高血圧気味でね」とわかっているなら、つらい自覚症状などなくとも血圧を下げ、脳卒中や認知症を予防していきましょう。

その方法についても、世界中でさまざまな研究が行われ、信頼の置けるデータが蓄積されているのですから。

遺伝よりも生活習慣を変えるのが大事

CIRCSのなかの秋田大阪スタディで、血圧について親子間の相関関係を調べました。結果は、「**あまり関係がない**」でした。特殊な遺伝性の高血圧は別として、親が血圧が高くても、子どもはそうではないケースが多く見られました。

おそらく、減塩に関する啓発活動がなされていた時期に育った子ども世代は、親よりも塩分摂取量が少ないのだと思います。

このことからも、将来の健康に関する要素としては、**遺伝よりも生活習慣が大きい**ということがわかります。

つまり、今からでも生活習慣を変えることで、みなさんはより健康に生きることができるわけです。

では、どういう生活習慣に変えていけばいいのでしょうか。

健康寿命を縮めてしまう認知症、脳卒中、フレイルを予防し、かつ、がんや心筋梗塞で命を落とすことがないようにするために、どうすればいいのでしょうか。さらには、認知症や脳卒中のリスクを上げる高血圧と糖尿病を防ぐにはどうしたらいいのでしょうか。

健康の原則

健康は「すべきだ」では手に入らない

イギリスがいつの間にか減塩に成功した理由

イギリスでは、過去に政府主導で大変興味深い減塩運動が行われました。

「塩分を研究する科学者の会」という非営利集団が、イギリス人は主になにから塩分をとっているかを調べた結果、パンが多いことがわかりました。イギリスに限らず、どこの国でつくられるものでも、パンには製造段階で結構な量の塩が使われます。

そこで、イギリス政府はパンをつくっているメーカーに協力を依頼し、少しずつ塩分を減らしていったのです。

具体的には、10年間で約20パーセント、徐々にパンの塩分量を減らしていきました。すると、少しずつ減っているため誰も気づかなかったものの、その10年間でイギリス人の塩分摂取量は15パーセント減ったそうです。

日本でも、福島県のスーパーである試みが行われました。福島県健康づくり推進課が県内の企業と協力し、リオン・ドールというスーパーで売られるロースカツ重、肉じゃがなど代表的な総菜6品目の食塩使用量を2～5割、客に周知せずに黙って減らしました。

その結果、2021年12月からの4か月間で、リオン・ドールの食塩使用量は230キログラム減り、購入者への味付けに関するアンケートでは、「ちょうどよい」という評価が多く、また売り上げが落ちることもなかったそうです。

アメリカ人のコレステロール値が日本人より低くなった理由

次はアメリカです。

肥満大国のイメージの強いアメリカですが、実は、ここ十数年のコレステロール値は意外と低く、日本人より低いのをご存じでしょうか。

図10 日米の血清総コレステロールの推移

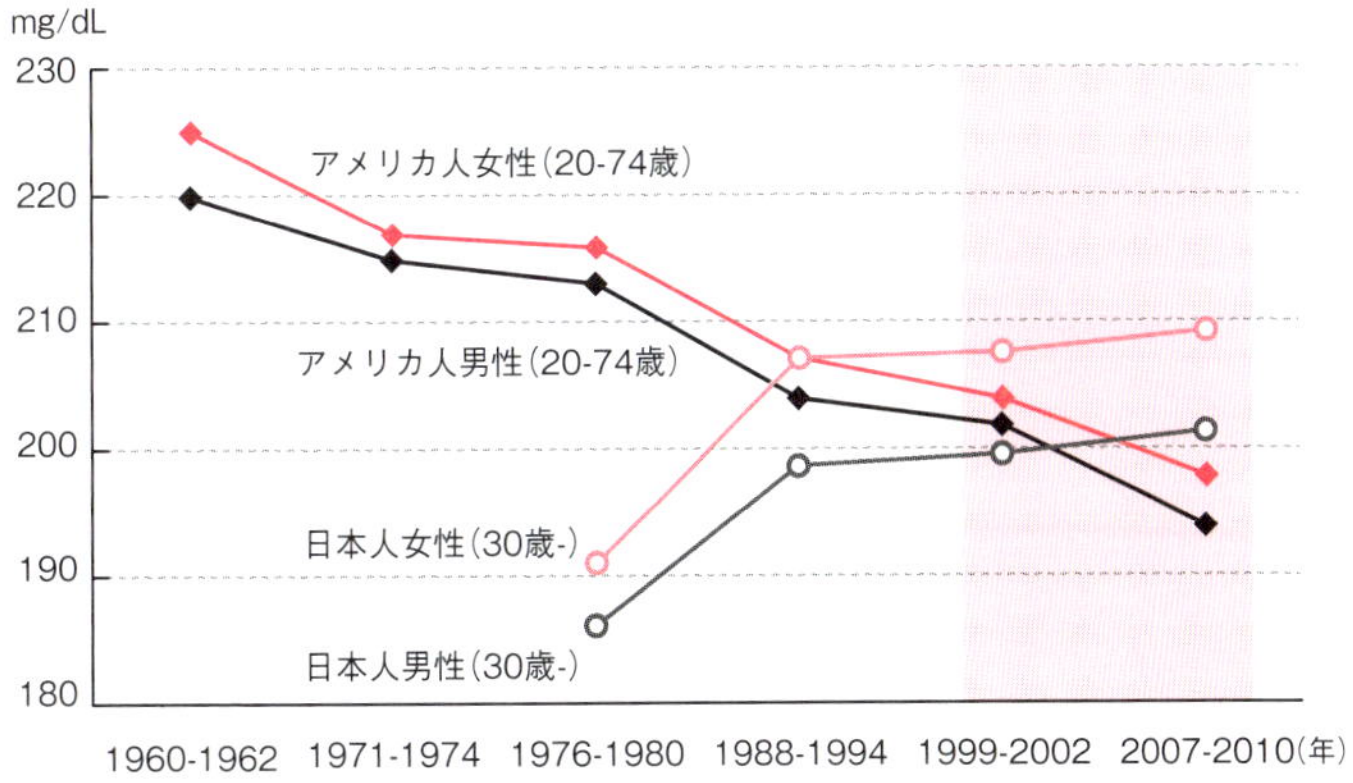

出所：Japan:NationalSurveyforCirculatoryDisease(1980,1990,2000,2010)
アメリカ:NationalHealthNutritionExaminationSurvey(MargaretDCetal.JAMA2005;JAMA2012)

日本人の食生活も欧米化が進み、1980年代からコレステロール値が高くなっていきます。

上図を見ると、1980年までアメリカ人よりずっと低かった日本人のコレステロール値は、2010年にはすっかり逆転しているのがわかるでしょう。

さて、どうしてこんなことになったのでしょうか。

もちろん、治療を受ける人が多くなった影響もありますが、アメリカでは、早くからコレステロール値が高すぎることへの警鐘が鳴らされていたからではないか、と私は考えています。

私は仕事でたびたびアメリカに行きます

が、そのときにはできるだけ現地の人々の生活を見るようにしています。コレステロール値に関係しているところで私が注目しているのは、スーパーの牛乳売り場です。いろいろなメーカーの牛乳が並んでいるものの、その多くが低脂肪タイプです。

日本でも低脂肪牛乳はありますが、ほとんどの人が通常のタイプを手に取っています。一方、アメリカでは牛乳売り場のメインの棚を低脂肪タイプが占めています。

私自身、日本では普通の牛乳を買うくせに、アメリカでは気がつけばつい低脂肪タイプをカゴに入れてしまいます。

実は、この**「気がつけばつい」あるいは「知らぬうちに」**というのは、私たちが生活習慣を変える上で非常に大事なポイントなのです。

日本の喫煙者を30年で激減させた「仕組み」

こういった事例は日本でも起きています。

57ページに、日本人の喫煙率の変遷グラフを載せました。

女性はもともと喫煙率が低いので大きな変化は見られませんが、男性は一目瞭然、かなり喫煙率が下がっています。

図11 習慣的に喫煙している者の割合の年次推移（20歳以上）

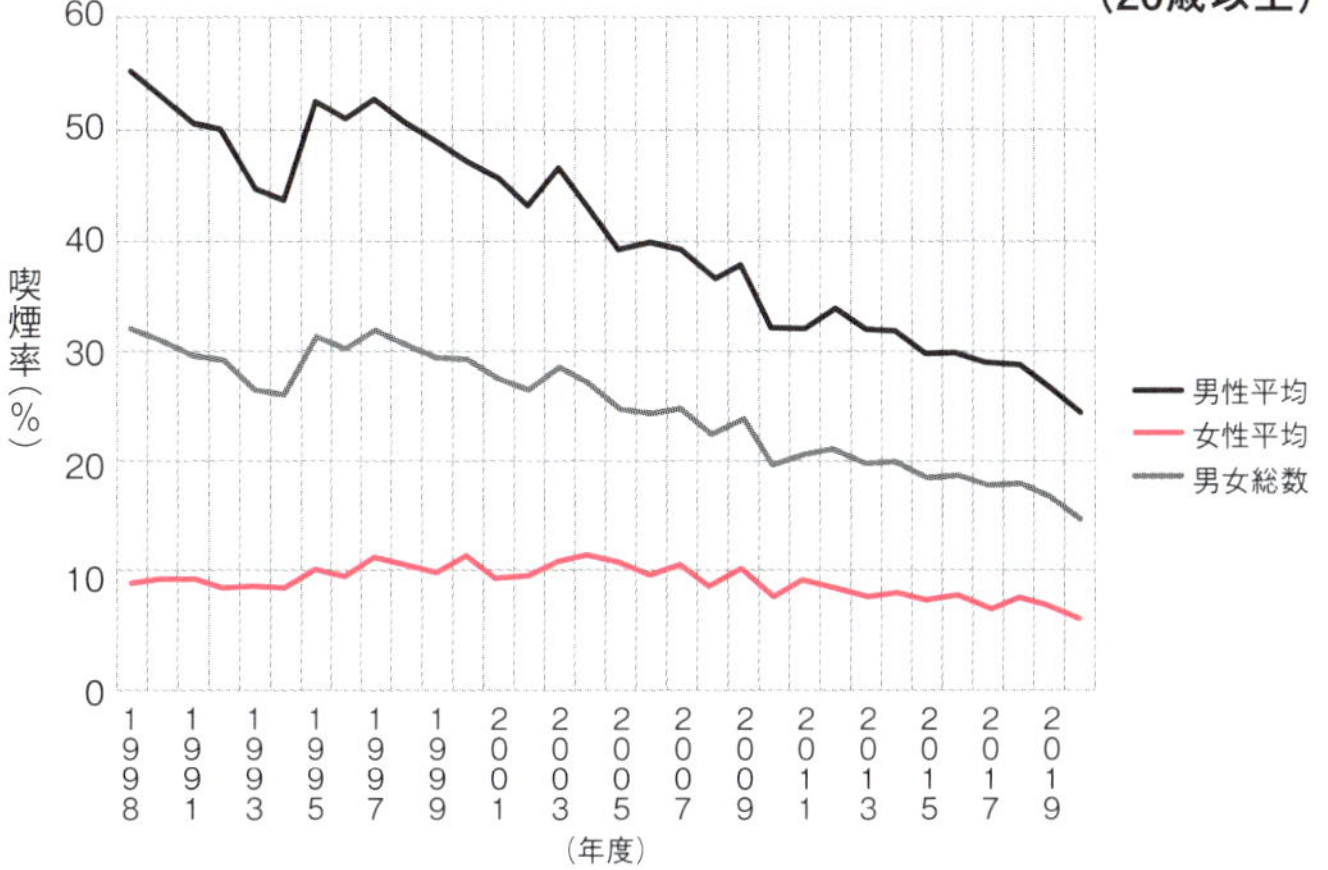

出所：公益財団法人健康・体力づくり事業財団 HP より

実は、これには大きな理由があります。

まず、国の要望によって、**映画やテレビから喫煙シーンがほぼなくなりました。** 私が子どもの頃には、恋愛映画でも刑事ドラマでも、男性の登場人物のほとんどがタバコを吸いました。『サザエさん』でも以前は、波平さんやマスオさんがタバコを吸っていました。

だから私世代は、「大人になったらタバコを吸うのが当たり前」と自然に思わされていたわけです。逆に、今の若者たちは、タバコを吸うことのほうが不自然に感じられるかもしれません。

JTのテレビ広告には、以前はおいしそうにタバコを吸う人が出てきました。でも、今はイメージ戦略が主になっており、タバコのパッケージにも、害について注意喚起の言葉が書かれています。

税金も大きいですね。1988年に「たばこ特別税」ができ、2003年、2006年、2010年と増税されています。このほか、1998年と2014年、2019年には消費税がアップされ、タバコにかかる税金はどんどん高くなっています。

こうして、税金が上がってタバコの値段も高くなると、そのたびに、喫煙率が下がっています。

加えて、そもそも喫煙できる場所が激減しました。以前は、レストランも映画館も飛行機も新幹線も大学も病院もタバコが吸えたのに、今は公共施設のほとんどが禁煙です。企業でも完全禁煙がなされているか、さもなければ、限られた場所でしか吸えないようになっています。

このように、**吸いにくい環境であればあるほど、喫煙率は下がっていきます。**

健康の原則

「自然と健康になる仕組み」をつくろう

これらのことから、私は、ある健康の原則を導き出しました。

それは、「**健康になるためには、仕組みづくりが最も重要である**」ということです。

たとえば、車のシートベルトについて考えてみましょう。以前は、後ろの座席でシートベルトを締める人は少数派でした。でも、法律で装着が義務づけられれば、多くの人が締めるようになります。

とくに、「シートベルトを同乗者につけさせるのは運転者の責任である」というルールを作れば、後ろに乗っている人も「自分がシートベルトをしないことで迷惑をかけたくない」と思って装着率が上がります。

そうやって、すっかり装着が当たり前になった人たちが親になれば、その子どもたちは最初からどこに座ろうがシートベルトを締めます。やがて、「シートベルトを締めないなんて、そんな人が昔はいたの？」と言われるようになるでしょう。

これは、政府主導でつくられた一つの仕組みです。政府主導ではあるけれど、いつの間にか社会的な合意が得られ、一人ひとりが自分のためにできるようになったら、それは望ましい変化と言えるでしょう。

仕組みをつくらないと、いつまでたっても健康にならない

もちろん、最初から一人ひとりが自分のために、しっかりした意志力で望ましい行動をとれたらいいのですが、なかなかそうはいきません。やはり、もっと大きな仕組みの力が必要です。

自転車のヘルメットの場合、今はまだ努力義務のため装着率にはばらつきがあります。小学校や中学校ではたいていの県で義務化していますが、高校になるとその義務を外してしまう県もあります。

そして、データを見てわかるのは、高校で装着するのをやめてしまうと、大人になってからもまずかぶらないということです。逆に、高校でも義務化を続けている県では、大人の装着率も高いのです。

こうした違いを生んでいるのは、県民一人ひとりの意志ではありません。**人々を取り囲む環境が、どうなっているか**です。

このように、大切なのは、仕組み化です。

「仕組み化」というのは、自分の意志力や行動に関係なく、「**生きているだけで健康になっていける**」状態のことを指します。

「どうしたらいいか」について、間違っても「意志を強く持って頑張ろう」などと考えないでください。そのように、曖昧な個人の力に頼っていたら、いつまでたっても人は変われません。

健康寿命が長い人に共通しているのは、「特に意識していなかったのに、気づいたら健康になっていた」ということです。

つまり重要なのは、個人個人の意志の力に頼らず、「仕組み」の力を使うようにすることです。

すべてにおいてこれができるというわけではありませんが、意識するように心がけてみてください。仕組みづくりの柱は、次の3つです。

1　食事習慣を変える
2　自然と運動できる強制力をつける
3　ストレスを減らすように人と関わる

ここからは、それぞれの具体的な方法について考察していきます。もちろん、その根底にあるのは「疫学データによるエビデンス」です。

健康ルール1

病気になるかどうかは「住む場所」の影響を受ける

地区別データによると青森県は寿命が短い

62ページに都道府県別の平均寿命を載せたので見てください。

図12 都道府県別平均寿命

（単位：年）

順位	男		女	
	都道府県	平均寿命	都道府県	平均寿命
	全　国	81.49	全　国	87.60
1	滋　賀	82.73	岡　山	88.29
2	長　野	82.68	滋　賀	88.26
3	奈　良	82.40	京　都	88.25
4	京　都	82.24	長　野	88.23
5	神奈川	82.04	熊　本	88.22
6	石　川	82.00	島　根	88.21
7	福　井	81.98	広　島	88.16
8	広　島	81.95	石　川	88.11
9	熊　本	81.91	大　分	87.99
10	岡　山	81.90	富　山	87.97
11	岐　阜	81.90	奈　良	87.95
12	大　分	81.88	山　梨	87.94
13	愛　知	81.77	鳥　取	87.91
14	東　京	81.77	兵　庫	87.90
15	富　山	81.74	神奈川	87.89
16	兵　庫	81.72	沖　縄	87.88
17	山　梨	81.71	東　京	87.86
18	宮　城	81.70	高　知	87.84
19	三　重	81.68	福　井	87.84
20	島　根	81.63	佐　賀	87.78
21	静　岡	81.59	福　岡	87.70
22	香　川	81.56	香　川	87.64
23	千　葉	81.45	宮　崎	87.60
24	埼　玉	81.44	三　重	87.59
25	佐　賀	81.41	新　潟	87.57
26	山　形	81.39	鹿児島	87.53
27	福　岡	81.38	愛　知	87.52
28	鳥　取	81.34	岐　阜	87.51
29	新　潟	81.29	宮　城	87.51
30	徳　島	81.27	千　葉	87.50
31	宮　崎	81.15	静　岡	87.48
32	愛　媛	81.13	山　口	87.43
33	群　馬	81.13	徳　島	87.42
34	山　口	81.12	長　崎	87.41
35	和歌山	81.03	山　形	87.38
36	長　崎	81.01	大　阪	87.37
37	栃　木	81.00	和歌山	87.36
38	鹿児島	80.95	愛　媛	87.34
39	北海道	80.92	埼　玉	87.31
40	茨　城	80.89	群　馬	87.18
41	大　阪	80.81	秋　田	87.10
42	高　知	80.79	北海道	87.08
43	沖　縄	80.73	岩　手	87.05
44	岩　手	80.64	茨　城	86.94
45	福　島	80.60	栃　木	86.89
46	秋　田	80.48	福　島	86.81
47	青　森	79.27	青　森	86.33

出所：厚生労働省「令和２年都道府県別生命表」より作成

図13 市区町村別寿命上位・下位30

［上位30市区町村］　（単位：年）

順位	男 都道府県	男 市区町村		男 平均寿命	女 都道府県	女 市区町村		女 平均寿命
1	神奈川県	川崎市	麻生区	84.0	神奈川県	川崎市	麻生区	89.2
2	神奈川県	横浜市	青葉区	83.9	熊本県	上益城郡	益城町	89.0
3	長野県	上伊那郡	宮田村	83.4	長野県	下伊那郡	高森町	89.0
4	愛知県	日進市		83.4	滋賀県	草津市		89.0
5	京都府	木津川市		83.3	兵庫県	芦屋市		88.9
6	神奈川県	鎌倉市		83.3	東京都	世田谷区		88.9
7	長野県	諏訪郡	原村	83.3	東京都	小金井市		88.9
8	神奈川県	横浜市	都筑区	83.3	山梨県	南都留郡	富士河口湖町	88.8
9	滋賀県	草津市		83.3	長野県	上伊那郡	箕輪町	88.8
10	長野県	下伊那郡	豊丘村	83.3	長野県	伊那市		88.8
11	大阪府	箕面市		83.2	岡山県	浅口郡	里庄町	88.8
12	奈良県	生駒市		83.2	長野県	佐久市		88.8
13	長野県	北安曇郡	白馬村	83.2	神奈川県	横浜市	青葉区	88.8
14	東京都	世田谷区		83.2	東京都	武蔵野市		88.7
15	東京都	武蔵野市		83.2	沖縄県	中頭郡	北中城村	88.7
16	長野県	伊那市		83.2	神奈川県	横浜市	都筑区	88.7
17	宮城県	仙台市	泉区	83.2	熊本県	宇土市		88.7
18	長野県	下伊那郡	松川町	83.2	京都府	京都市	左京区	88.7
19	長野県	木曽郡	南木曽町	83.2	沖縄県	豊見城市		88.7
20	長野県	上高井郡	小布施町	83.1	熊本県	熊本市	南区	88.7
21	長野県	長野市		83.1	奈良県	香芝市		88.7
22	京都府	相楽郡	精華町	83.1	広島県	広島市	安芸区	88.7
23	長野県	飯田市		83.1	熊本県	合志市		88.6
24	奈良県	香芝市		83.1	長野県	東筑摩郡	朝日村	88.6
25	長野県	上伊那郡	中川村	83.1	神奈川県	川崎市	高津区	88.6
26	熊本県	菊池郡	菊陽町	83.1	長野県	大町市		88.6
27	長野県	岡谷市		83.1	熊本県	菊池郡	菊陽町	88.6
28	神奈川県	横浜市	金沢区	83.1	東京都	渋谷区	0	88.6
29	東京都	国分寺市		83.1	熊本県	下益城郡	美里町	88.6
30	神奈川県	横浜市	港北区	83.1	長野県	上伊那郡	中川村	88.6

［下位30市区町村］　（単位：年）

順位	男 都道府県	男 市区町村		男 平均寿命	女 都道府県	女 市区町村		女 平均寿命
1	大阪府	大阪市	西成区	73.2	大阪府	大阪市	西成区	84.9
2	大阪府	大阪市	浪速区	77.9	青森県	東津軽郡	今別町	85.5
3	大阪府	大阪市	生野区	78.0	青森県	南津軽郡	田舎館村	85.5
4	青森県	下北郡	東通村	78.1	青森県	南津軽郡	大鰐町	85.6
5	青森県	上北郡	六ヶ所村	78.3	青森県	むつ市		85.6
6	青森県	下北郡	大間町	78.4	高知県	幡多郡	三原村	85.6
7	青森県	むつ市		78.4	北海道	野付郡	別海町	85.8
8	青森県	三戸郡	三戸町	78.5	青森県	下北郡	風間浦村	85.8
9	青森県	下北郡	風間浦村	78.6	山形県	最上郡	大蔵村	85.8
10	青森県	東津軽郡	平内町	78.6	青森県	上北郡	七戸町	85.9
11	青森県	上北郡	六戸町	78.7	静岡県	熱海市		85.9
12	青森県	上北郡	東北町	78.7	北海道	檜山郡	上ノ国町	85.9
13	青森県	三戸郡	新郷村	78.7	青森県	上北郡	六ヶ所村	85.9
14	青森県	北津軽郡	中泊町	78.7	大阪府	大阪市	浪速区	85.9
15	大阪府	大阪市	平野区	78.7	北海道	岩内郡	岩内町	85.9
16	青森県	西津軽郡	鰺ヶ沢町	78.8	北海道	茅部郡	森町	85.9
17	神奈川県	川崎市	川崎区	78.8	茨城県	坂東市		86.0
18	大阪府	大阪市	大正区	78.8	青森県	平川市		86.0
19	青森県	三戸郡	南部町	78.9	青森県	黒石市		86.0
20	青森県	北津軽郡	鶴田町	78.9	北海道	枝幸郡	枝幸町	86.1
21	青森県	西津軽郡	深浦町	79.0	青森県	下北郡	佐井村	86.1
22	青森県	下北郡	佐井村	79.0	山形県	西置賜郡	白鷹町	86.1
23	青森県	東津軽郡	今別町	79.1	青森県	下北郡	東通村	86.1
24	鹿児島県	大島郡	天城町	79.1	青森県	南津軽郡	藤崎町	86.2
25	大阪府	大阪市	東淀川区	79.1	青森県	東津軽郡	平内町	86.2
26	青森県	三戸郡	五戸町	79.1	北海道	釧路市		86.2
27	青森県	南津軽郡	田舎館村	79.1	山形県	北村山郡	大石田町	86.2
28	大阪府	大阪市	旭区	79.2	青森県	三戸郡	南部町	86.2
29	青森県	弘前市		79.2	青森県	三戸郡	田子町	86.2
30	青森県	上北郡	野辺地町	79.2	青森県	東津軽郡	蓬田村	86.2

出所：厚生労働省「令和２年市区町村別生命表」より作成

おそらく、みなさんがすぐに気づくのが「青森県は寿命が短い」ということでしょう。

さらに細かく市区町村別に調べたデータ（上図）もありますが、それを見ても青森県の地域が下位にたくさん入っています。

これはいったい、どうしてなのでしょう。大間のマグロで有名なところだから、健康にいい魚もたくさん食べているでしょうし、リンゴも食べているはずなのに。

でも、いろいろなデータを見ていくと、ちょっと納得します。青森県は喫煙者が多く、喫煙率は男女ともに全国で2位です。

詳しくは第2章で述べますが、タバコは、どの疫学研究でもいい要素は出ていません。まさに、タバコは百害あって一利なしです。

加えて、脳卒中や心筋梗塞の引き金となる

肥満や高血圧が、青森県には多いのです。

ただ、こうした傾向は東北地方に共通しているので、ここまで青森県の寿命が短い理由はなにかほかにあるのかもしれません。

青森県では、平均寿命ワーストワンを続けていることを憂慮し、２００７年から弘前大学が「健康ビッグデータ」という調査を開始し、食事内容、遺伝子、腸内細菌など分野の垣根を越えていろいろ調べています。

健康ビッグデータでは２０００〜３０００のプロジェクトデータ項目について、１０００人を調査するという大作業をすでに17年間続けています。そこには、延べ２万人を超える貴重なデータが蓄積され続けているのです。

しかも、東京大学、京都大学、名古屋大学、東京科学大学などとの大学間連携がとられ、さまざまな角度からビッグデータ解析がなされています。青森県民だけでなく、日本中の人がその恩恵にあずかれる日も近いのではないかと思います。

無意識の集大成は「住む場所を変える」

アメリカで１９８５年から続けられてきた、肥満に関する疫学調査があります。そこでは、州

図14 アメリカ人(成人)の肥満傾向

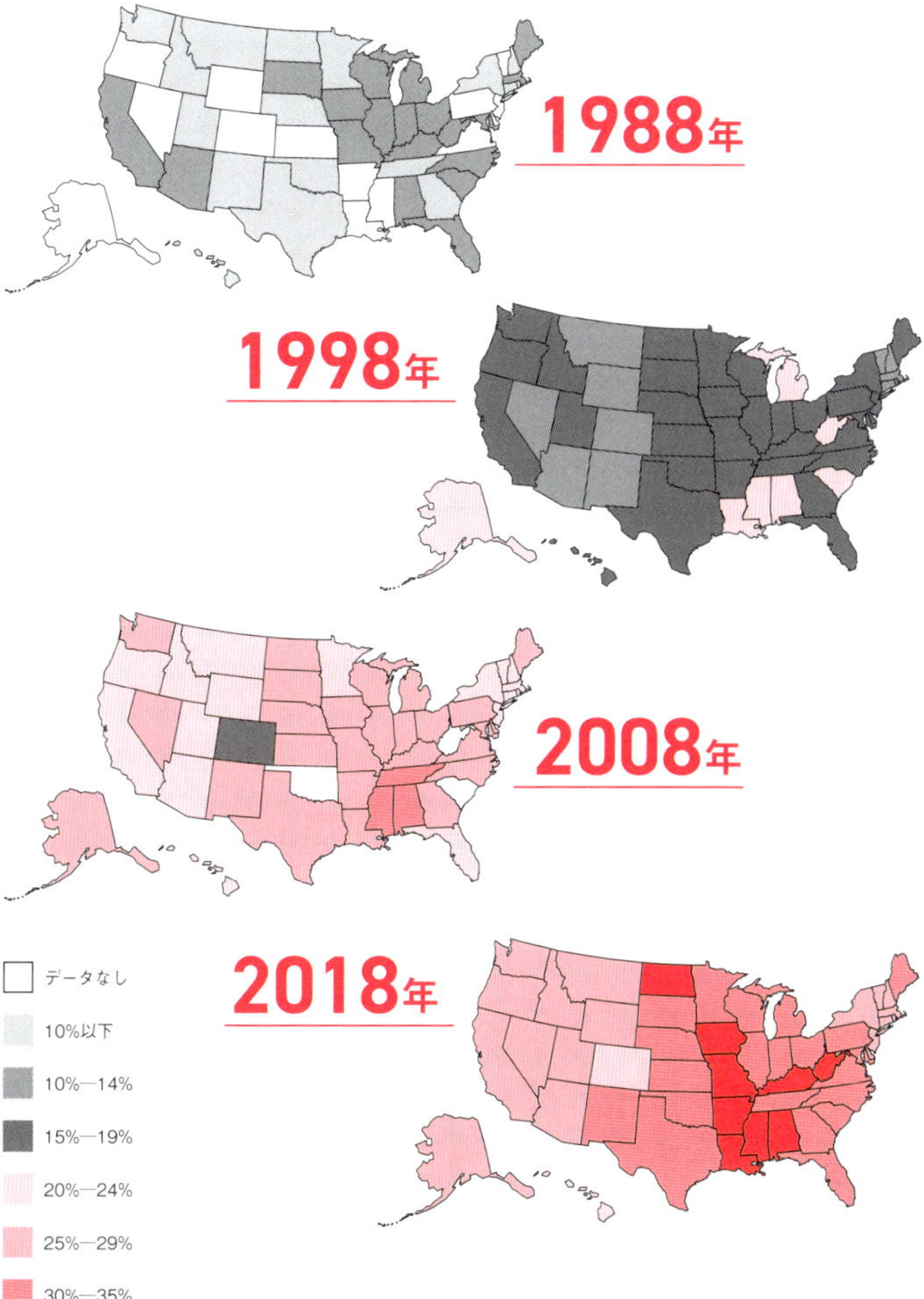

(*BMI≥30,or~30lbs.overweightfor5’ 4” person)
出所：ObesityTrends*AmongU.S.AdultsBRFSS,1988 1998 2008 2018

ごとにＢＭＩが30を超えるような肥満者がどのくらいの割合を占めているかについて、調べられています。

たとえば、１９９８年のデータを見ると、かなりの州で15～19パーセントが、残り半分くらいの州で10～14パーセントが該当しています。そして、南東寄りの州に肥満者が多いことが見て取れます。

それが２００８年になると、ほぼすべての州で20パーセントを超え、30パーセント以上の州も出てきます。やはり、南東寄りの州に肥満が顕著ですが、もはや、そんな区別はどうでもいいほどアメリカが肥満大国であることを示しています。

日本の基準では、ＢＭＩが25以上あれば肥満です。アメリカではもっと甘く、30以上を肥満としています。それでも、日本よりはるかに肥満が多いのです。こうしたアメリカ人に混ざれば、日本で肥満を指摘されている人でも、痩せて見えるかもしれませんね。

しかし、すっかり定住し、彼らの「暮らしぶり」に溶け込んでしまえば、より太っていくことでしょう。それほど環境は大事なのです。

先に提示した、都道府県別平均寿命の図を思い出してください。同じ日本人でも、県によって平均寿命に差がありました。これには、生活習慣や天候などさまざまな環境が影響しています。

だから、極論を言えば、平均寿命の短い県の人が、平均寿命の長い県に引っ越してそこの環境に溶け込んで暮らせば、長生きできる可能性は高まります。

しかし、本書が目指すのはそこではありません。今のみなさんが**できる範囲で、いかにいい環境を整えるか、いかに賢く仕組みをつくるか**を探っていきます。

健康ルール2

健康の基礎は「計測」である。可視化するだけで健康になる

健康診断ではわからないことをデータは示す

一般的な健康診断では、空腹時血糖値を測定しますね。今の基準では、100未満であれば正常とされます。

しかし、重要なのは健康診断では測定されることがない**食後血糖値**です。

福岡県久山町で、やはり60年以上にわたり続けられている精度の高い疫学調査「久山町研究」では、**食後の血糖値が高ければ高いほど認知症を起こしやすい**ことがわかっています。食後2時間の血糖値が140以上だと認知症発症率が1・5倍に、200以上あれば2倍を超えるのです。

一方で、空腹時血糖値が高めであっても、あまり影響は見られません。

また、私たちが手掛けた秋田大阪スタディでは、空腹時血糖値より食後血糖値が心筋梗塞などの循環器疾患発症リスクを高めることがわかっています。

同様に、中性脂肪に関しても、空腹時中性脂肪よりも食後中性脂肪の数値が強く影響すると考えられています。

それも当然の話で、私たちは空腹でいる時間よりお腹になにか入っている時間のほうが遥かに長いのです。ときどき存在する空腹時間よりも、いつもの状況が健康状態に大きく関わるということは誰でも想像がつくでしょう。

それなのに、相変わらず健康診断では、空腹の状態で血液を調べています。胃の検査などもあるので、どうしても空腹の状態を優先せざるを得ないからです。

しかしながら、とくに食事の影響を受ける血糖値と中性脂肪値については、本当は食後の数値を測定することが求められるのです。

血圧は「計測する習慣」を持つだけで下がる

1972年に労働安全衛生法が、1983年に老人保健法が施行されると、健康診断を受ける人が増えていきました。すると、高血圧の人が引っかかってきて、治療や減塩指導を受けるようになりました。それまでは、自分の血圧について知らない人がほとんどだったのです。

これまでもふれてきたように、高血圧は健康寿命を縮めてしまう大きなリスク因子です。しかしながら、血圧はよほど高くならないと自覚症状はありません。

つまり、自分の血圧について把握しないということは、知らぬ間にリスク因子を育て続けるということにつながります。

一方で、**血圧は「計測する習慣を持つだけで下がる」**ということもわかっています。計測して自覚すれば、少しでも対策を打つようになるからでしょう。

体重も同様です。太っている人ほど体重計に乗りたがらない傾向にあります。その気持ちはわからないでもありませんが、計測しなければ、さらに増えていても見逃す結果となります。

賢明なみなさんは、私がなにを言いたいかすでに理解しているでしょうが、個人ができる重要な仕組みの一つが「**計測**」です。計測するだけなら、そんなに大変ではないはずです。血圧計と体重計を買って、毎日、家庭で計測しましょう。

血圧計は、手首や指で測るタイプではなく、上腕にカフを巻き付けるものか、上腕を機器に通すものを選んでください。なぜなら、少しでも心臓に近い部位で測るほうが正確性が期待できるからです。

慣れないうちは緊張して、高い数値が出ることもあるでしょう。でも、そこで怖がらないでください。「計測しているうちに下がっていくさ」と思って、続けてください。
体重計も、増えていたからといって「もう乗らない」はなし。ちゃんと現実を把握しましょう。

健康ルール3

人と話せる環境をつくり、とにかく笑おう

長寿の県・長野VS短命の県・福島の差

私が住んでいる福島県も、秋田県、岩手県などと並び、青森県ほどではないけれど男女ともに平均寿命が短くなっています。これを「東北地方特有の傾向」と結論づけて終わりにしたくはありません。

一方で、長野県は寿命が長い「長寿の県」として長らく君臨しています。

ただ、実は、福島県は長野県といろいろな共通点があるのです。どちらも土地の面積が広く、果物が豊富にとれます。国民健康・栄養調査のデータを見ると、どちらも野菜をたくさん食べているし、塩分摂取量も同じようなものです。運動量もほとんど変わりません。

それなのに、長野県はとても優秀で福島県は劣等生。これはどうしたことなのかと調べていく

と、長野県は喫煙率が低く、メタボリックシンドロームが少なく、地域活動を行う住民組織がとてもしっかりしているという特徴があることがわかりました。

喫煙率の差が大きく影響することは、言うまでもありません。メタボリックシンドロームは脳卒中や心筋梗塞を引き起こす大きな原因です。実際、以前は長寿県の代表選手だった沖縄県は、肥満やメタボリックシンドロームが増加した結果、もはや長寿県ではなくなっています。

一方、住民組織がしっかりしていることで、地域のイベントや、ボランティア活動の機会が増えます。一人暮らしの高齢者でも、積極的にそこに参加することができます。

詳しくは後述しますが、**外に出て人とコミュニケーションをとること、なんらかの役割を担うこと**は、健康長寿を実現する上でとても大事です。

どうやら、福島県が長野県に後れを取っているのはそのあたりらしい。だったら、大いに長野県から学んでいけばいいということになります。

「笑い」は健康になる小さな特効薬

日本人の高齢者を対象とした日本老年学的評価（JAGES）研究で、自治会の役員をすると死亡率が12パーセント減るという結果が出ています。自治会の役員など面倒くさいと思いがちですが、いろいろな人たちとやりとりし、頭も使うことが、健康にも寄与するのです。

また、ボランティア活動を行うと、認知症および軽度認知症予防に効果があることもわかっています。

しかしそうは言っても、なぜ地域の活動がここまで健康に寄与するのでしょうか。

実は多くの研究がなされて、最近になってエビデンスも次々と出ているのが「**笑い**」です。

いくつかの研究を分析した「メタ解析」によって、笑いはストレスホルモンを約3割減らすことがわかっています。ストレスホルモンが減れば、ストレス自体が弱まるだけでなく、その影響を受けるさまざまな疾患リスクが低下します。

たとえば、日本医科大学で関節リウマチの患者さんたちに約1時間の落語を聞いてもらったところ、患者さんの自覚的な痛みの程度も、インターロイキン6など炎症の客観的指標も有意に軽快していたそうです。

そのほか、免疫、循環器疾患、アレルギー、ストレスなど、健康に関するさまざまな要素が笑いと深く関わっていることが、いろいろな研究で明らかになっています。

さらには、「笑わない人ほど早死にする」「笑わない人ほど要介護になる」という研究報告もなされています。

健康になる「笑い」は人と交流して生まれやすい

自然な笑いの多くは、人と交流する中で生まれます。東日本大震災で罹災した人たちに関する調査結果でも、家族の人数が多いほどよく笑うことがわかっています。具体的な人数としては、6人以上で構成される家族が最もよく笑っています。

東日本大震災に限らず、災害の影響でよそへ移住するなど家族がバラバラになってしまったケースでは、どうしても笑いが減ってしまいます。だからこそ、地域のイベントに参加するなど、いろいろな人たちと交流し、「**誰かと一緒に笑う**」ことが必要なのです。

自然な笑いは、心の奥底に不安な気持ちを抱えているとなかなか出ません。そういう意味で、金銭的な心配がないお金持ちほどよく笑う傾向にあるというのも、また事実です。

このように「人と話して、笑いが発生する仕組み」を作っておくことは、実は健康を仕組み化するうえで、非常に重要なのです。

生きているだけで健康になる仕組みを作る

ここで再度、健康の5原則に注目してみましょう。

1 タバコは一切吸わない
2 お酒は1日2合未満
3 塩分を減らしカルシウムを増やした和食をとる
4 座位時間を減らして適度な有酸素運動をする
5 肥満を解消する

これらの項目だけを見ると、単純に食事と運動に気をつければいいと思ってしまうかもしれません。しかし、どの項目も「生活そのもの」と深くリンクしています。

たとえば、運動量を増やすには住環境が非常に大事です。

また、お酒は少量は飲んだほうがかえっていいことがわかっていますが、お酒の量にはストレスや人間関係が影響を及ぼします。

そうしたことも含めて、さまざまな角度から「どうすれば健康になるのか」を、これから疫学的に見ていきましょう。

2章

60年のデータでわかった「食事」健康になる小さな習慣

日本人の課題は塩分と脂質

実のところ、食事に関する疫学調査は、日本では簡単ではありません。たとえば、聞き取り調査でも、エビデンスが出にくいのです。

食事に関する聞き取り調査として世界的によく行われているものに、週に何回どういうものを食べるか質問する「食頻度調査」や、昨日食べたものを全部思い出してもらう「24時間リコール」があります。どちらも一長一短です。

食頻度調査では、いつ食べているかは問わないので朝昼晩の違いがわかりません。24時間リコールでは、いつ食べたかは聞くものの、たった一日でその人の食生活を評価できるかという疑問が残ります。

しかも、日本人は世界の人と比べて、非常に多種多様な食材を食べていて、詳しくその食行動を把握するのが困難です。

それに対し、アメリカ人などは普段から食べているもののパターンがとても少ないので、こうした調査によって一定の評価がしやすいのです。

世界における食の疫学調査で、明確にエビデンスが得られているのが「地中海食は健康にいい」ということです。こうした研究では、地中海食を食べさせる群と食べさせない群に分け、その後を追ってデータを集めていきますが、単に「そうしてください」と呼びかけるのではなく、食べ物を全部用意して渡します。

大変な手間と資金がかかるため、日本ではそこまでの大規模調査は実際のところ不可能です。

それでも、日本人ならではの課題である塩分摂取量や、最近増えてきている脂質摂取量などについて、多くの研究がなされて信頼の置けるデータが出ています。私がおすすめしているのは「**塩分を減らしカルシウムを増やした和食をとる**」です。実は日本食は、世界的な健康食になるポテンシャルを秘めているのです。

後述しますが、否定するエビデンスが少ない食材が野菜と魚です。

和食を少し工夫するだけで、健康的な食事が手に入ります。さっそく、食事の「健康になる小さな習慣」を見ていきましょう。

▼「和食」を工夫して理想の食習慣を手に入れる

■日本人の高コレステロール者数が30年で3倍に

日本で日本人を対象に研究が行われ、食生活について明確なエビデンスが出ているものとしては、**「塩分の摂取量を減らすと血圧が下がる」「脂質を減らせばコレステロール値が下がる」**といったものがあります。

かつては低かった日本人のコレステロール値が、性別年齢を問わず上がってきています。81ページのグラフを見ても、総コレステロール値が２４０を超えるような人たちが、１９８０年と比較して２０１０年には3倍程度に増えているのがわかるでしょう。

ＣＩＲＣＳなどいくつかの疫学研究が行われ始めた１９６０年代、日本人の食事は、漬物と味噌汁でご飯をたくさん食べるというものでした。すなわち、食塩の摂取が過剰で、カルシウムも動物性タンパク質も少なかったのです。

図15 脂質異常症有病者数の推移

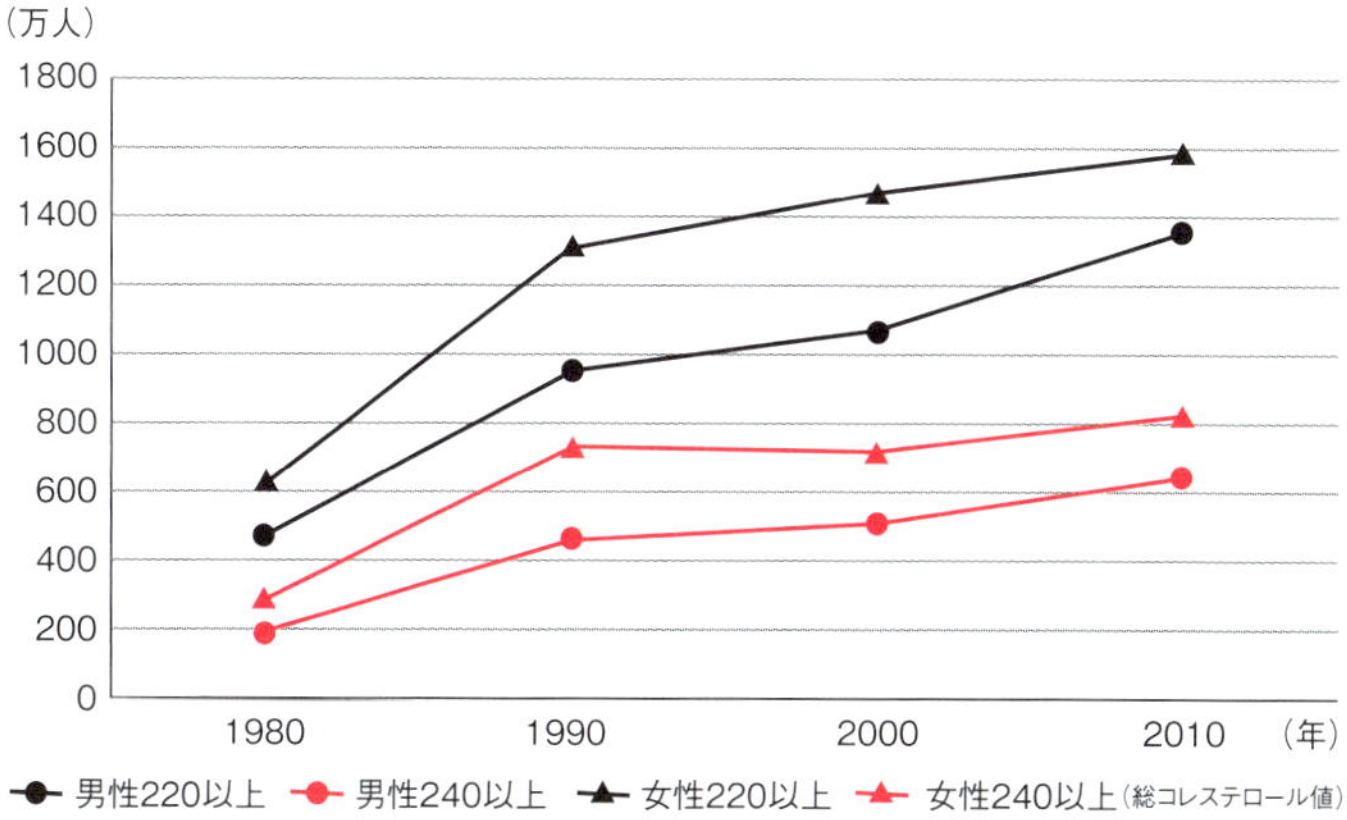

出所:厚生労働省「循環器疾患基礎調査」、「国民健康・栄養調査」(1980－2010年)(佐田、他、日循予防誌、2018年53巻3号)

コレステロール値が低いほど脳出血が多くなり、コレステロール値が高いほど脳梗塞が多くなる傾向があることが過去の疫学研究でわかっています。

コレステロール値は低すぎると血管がもろくなり脳出血のリスクが高まります。かつての日本人はこのパターンが多かったのですが、今は逆。コレステロール値が高いことで血液がドロドロになり詰まる、脳梗塞や心筋梗塞が増加しています。

こうしたコレステロール値について、「遺伝的体質がほとんどを決めており、食事は関係ない」という意見がありますが、それならここまで変化しないでしょう。

大阪の人を対象に行った私たちの研究でも、集中的に脂質を減らす食事指導を行った群と、一般的な指導を行った群では、前者のコレステロール値が下がりました。やはり、食事内容の変化が大きいのです。

生活習慣のなかでも食習慣は、私たちの健康を大きく左右することは間違いありません。

塩分を減らしてカルシウムを増やした和食が最強

ただ実は私たち日本人にとっては、**「和食」こそが最強の健康食になる**ということをお伝えさせてください。

健康にいいというエビデンスが得られている「地中海食」は、「地中海ダイエット」とも呼ばれています。

とくに、循環器疾患を減らすことが海外のいくつかの疫学研究で証明されており、いろいろな食事療法があるなかで、「地中海食が最強」というところに行き着きます。

その地中海食の特徴は、魚や野菜が多く、和食と非常に似ています。私たち日本人は普段から、無意識のうちに地中海食を食べているようなものなのです。

図16-1 日本食パターンと死亡リスクとの関連

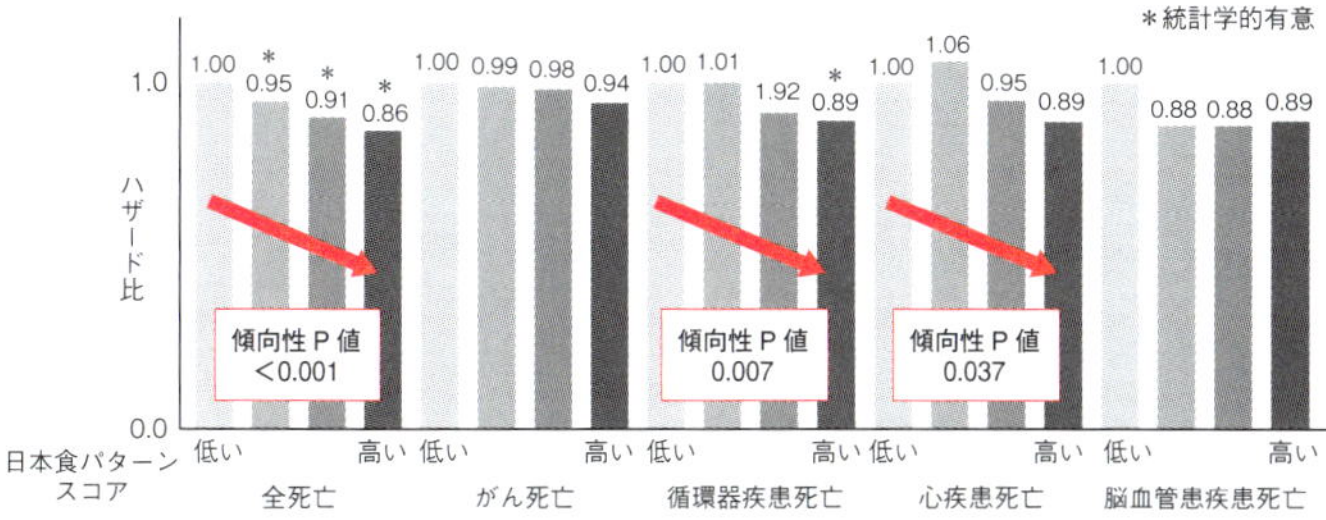

日本食パターンのスコアが高いグループでは、
全死亡・循環器疾患死亡・心疾患死亡のリスクが低かった。

その結果、日本食パターンのスコアが低いグループに比べて高いグループでは、全死亡のリスクは14%、循環器疾患死亡のリスクは11%、心疾患死亡のリスクは11%低かったことがわかった。

図16-2 日本食パターンに含まれる８項目の食品と全死亡との関連

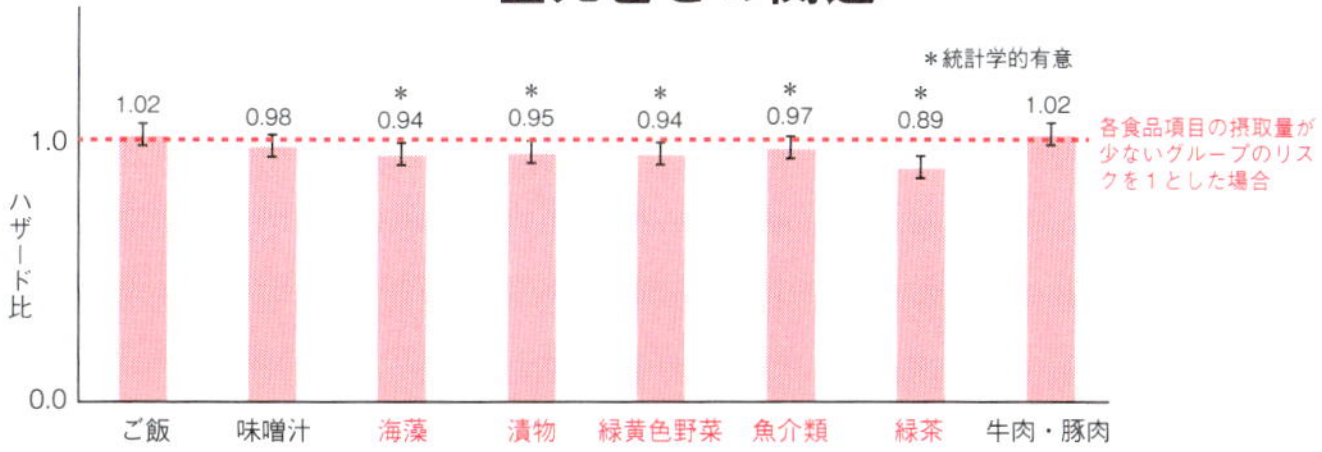

JDI8 の８項目の食品において、それぞれの食品の摂取量を多い・少ないの２つのグループに分け、「少ない」に比べて「多い」グループの死亡リスクを調べた。
その結果、摂取量が多いクループで、海藻では６%、漬物では５%、緑黄色野菜では６%、魚介類では３%、緑茶では 11%死亡リスクが統計学的に有意に低下することがわかった。

出所：国立がん研究センター がん対策研究所 多目的コホート研究（JPHCスタディ）「日本食パターンと死亡リスクとの関連について」
（https://epi.ncc.go.jp/jphc/outcome/8499.html）

実際に、日本人は集団として見たときに、他国の人々と比較して長寿です。

ＪＰＨＣスタディが行った男女約9万人に対する食事調査アンケートとその後の追跡調査によって、「日本食パターンのスコア」が高いグループは、低いグループに比べて全死亡リスク14パーセント、循環器疾患死亡リスク11パーセント、心疾患死亡リスク11パーセント、それぞれ低くなることがわかりました。

日本食パターンのスコアとは、ご飯、味噌汁、海藻、漬物、緑黄色野菜、魚介類、緑茶、牛肉と豚肉の摂取量を点数化したものです。

こうしたスコアで示されるまでもなく、和食には、野菜が多く、大豆製品が多く、魚が多く、飽和脂肪酸を含む動物性の脂肪が少ないという素晴らしい特徴があります。

ただし、欠点もあります。塩分摂取量が多いこととカルシウム摂取量が少ないことです。

この2点を改善し、「**塩分を減らしカルシウムを増やした和食**」ができたら、地中海食をしのぐ世界最強食となるはずです。

認知症のリスクも下げる和食

脂質の総量が多いと、認知症のリスクは2・4倍に上がります。そのなかで、バターや肉の脂肪である飽和脂肪酸が多いと1・9倍であるのに対し、**魚の脂肪の摂取量が多いと0・4倍に下がります**。日本人を対象に、食事で摂取する脂肪と認知症のリスクについて調査したCIRCS研究では、86ページの図17－1のような結果が出ています。

また図17－2のように抗酸化物質である「コエンザイムQ10」の血中濃度が高いと認知症の発症率が5分の1にまで下がることがわかっています。コエンザイムQ10は、肉類にも含まれますが、イワシやサバなどの青魚、大豆にも多く含まれます。

さらに、必須脂肪酸であるαリノレン酸の血中濃度が高いと、認知症の発症率が3分の2に低下することもわかっています。αリノレン酸は植物油に多く含まれます。

加えて、大豆を含む豆類、キノコ類、野菜の摂取が認知症のリスクを下げることがわかりました。

ほかにも、大豆・イソフラボンを摂取すると脳梗塞や虚血性心疾患が減ることもわかっています。とくに閉経後の女性でその効果が顕著です（図18）。

こうしたことからも、魚をたくさん食べ、野菜の摂取量も大豆製品の摂取量も多い和食は、健康食と言っていいでしょう。

図17-1 脂肪摂取と認知症リスク

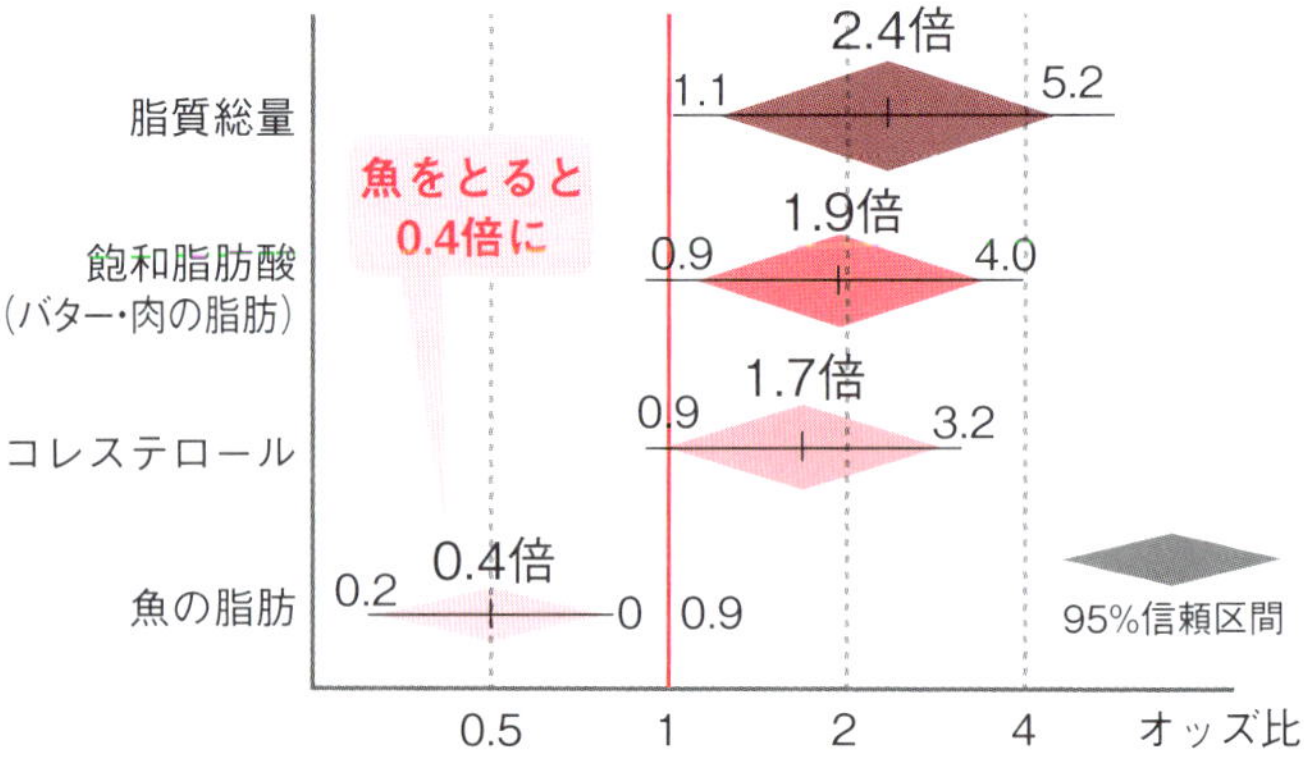

出所：Kalmijn S. J Nutr Health Aging, 2000.

図17-2 認知症を予防する食事

●コエンザイムQ10やαリノレン酸の血中濃度が高いと、
認知症の発症率が低い

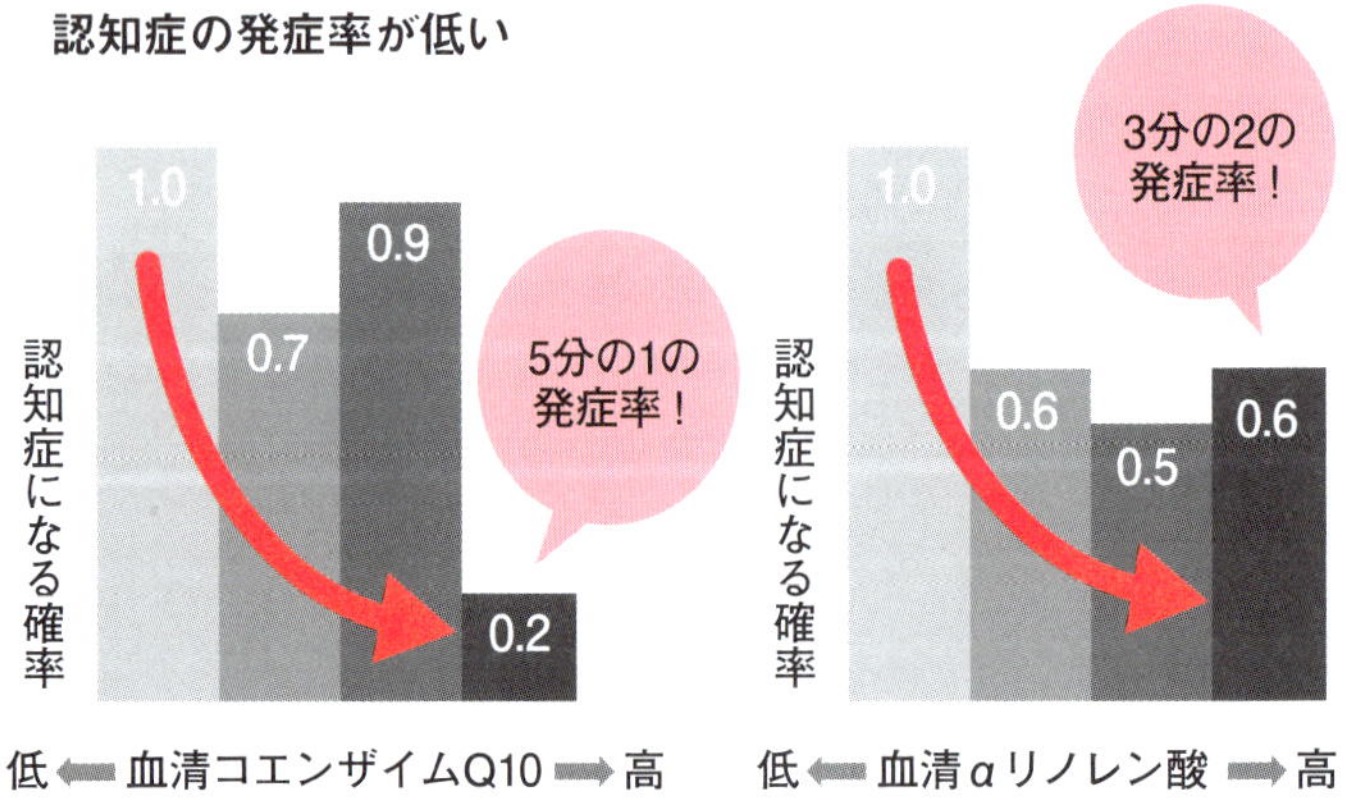

出所：Yamagishi K, et al. Atherosclerosis, 2014　出所：Yamagishi K, et al. Clin Nutr, 2017

図18 食事性大豆・イソフラボン摂取と脳梗塞・虚血性心疾患発症との関係

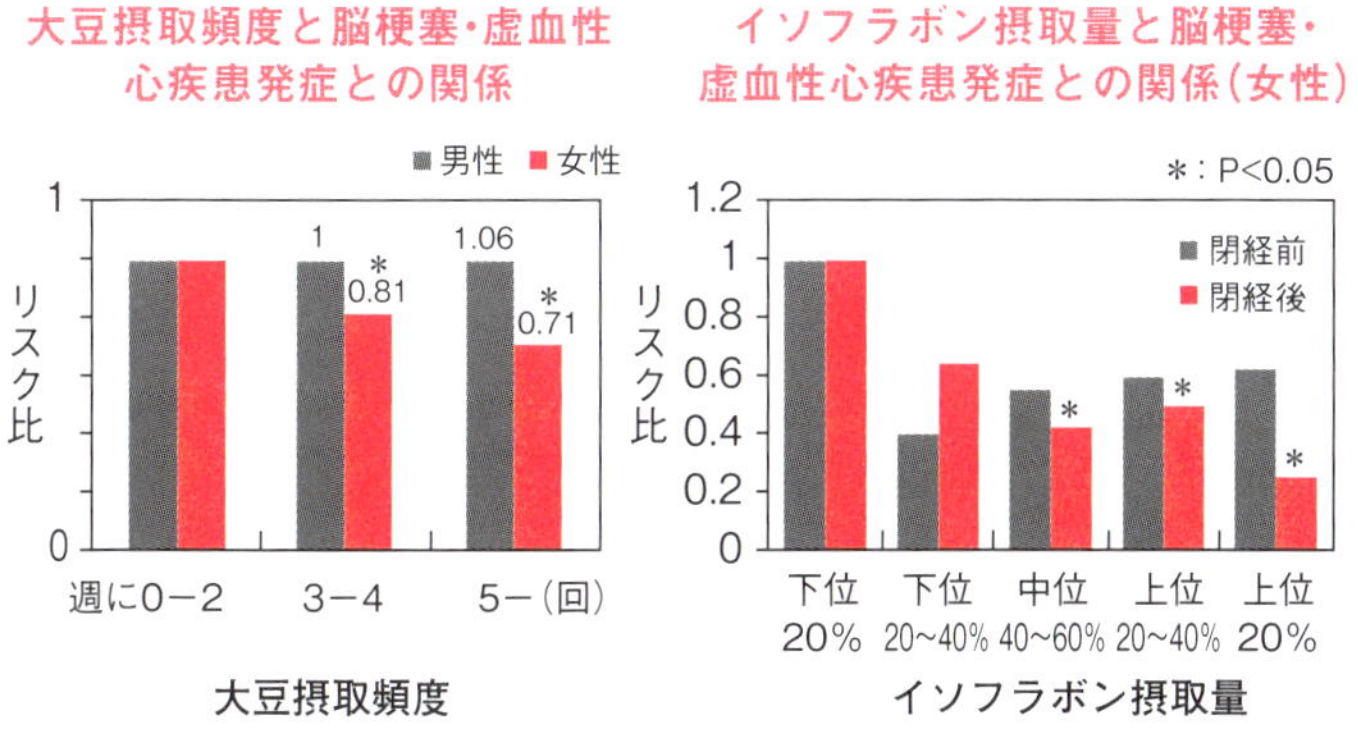

出所：Kokubo et al, Circulation 2007

だから、あえて地中海食をマネしてオリーブオイルを買わなくても、日本人が昔から口にしていたエゴマ油などの**植物性の油をとり、魚や野菜をたっぷり食べていれば、それでいい**のです。そして、意識的に塩分を減らし、カルシウムを摂取しましょう。

朝食には乳製品をプラス

カルシウムやマグネシウムといったミネラルは、血圧を安定させる働きがあります。マグネシウムは日本人がよく口にする海藻や豆腐などに豊富です。一方で、和食ではカルシウムが不足しがちです。

図19-1 乳製品摂取と死亡リスクとの関連(男性)

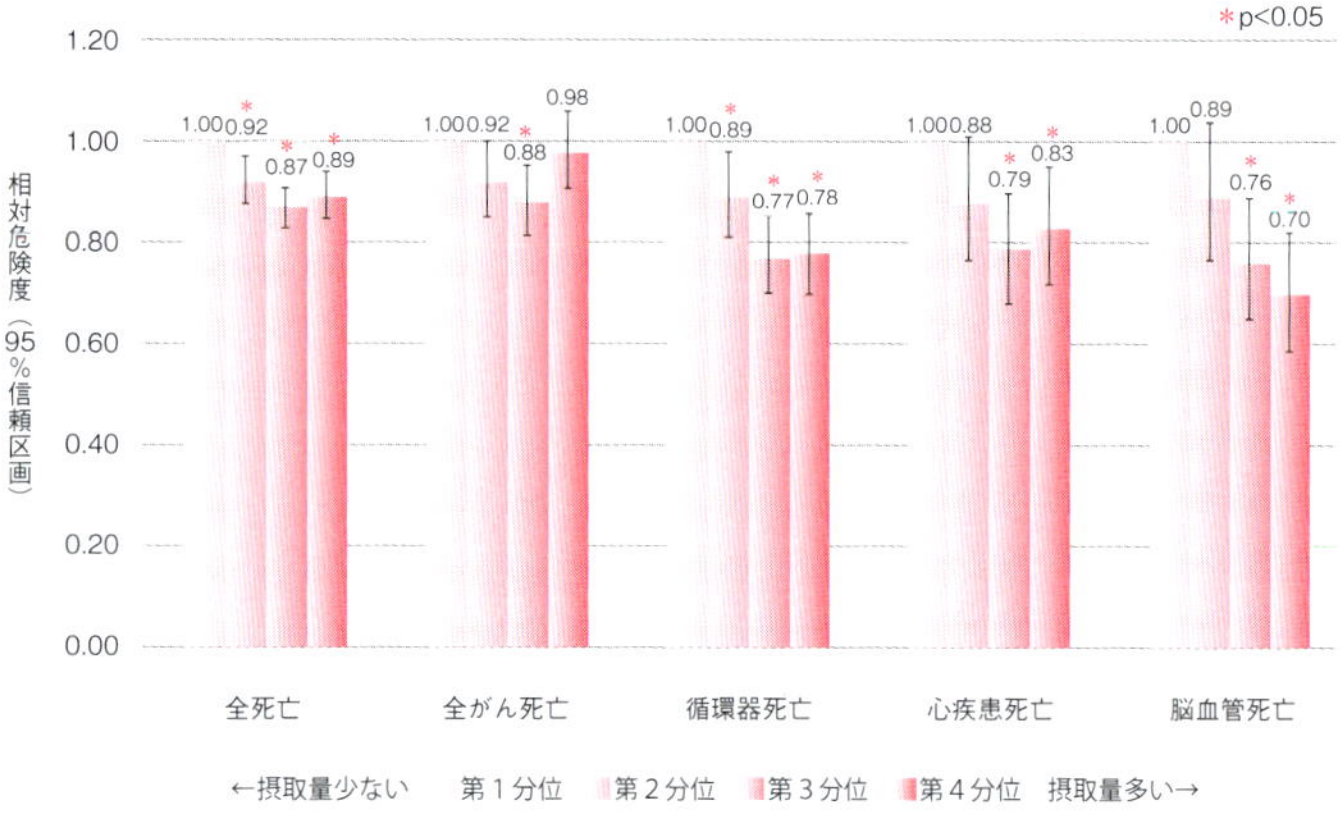

図19-2 乳製品の種類別と死亡リスクとの関連(男性)

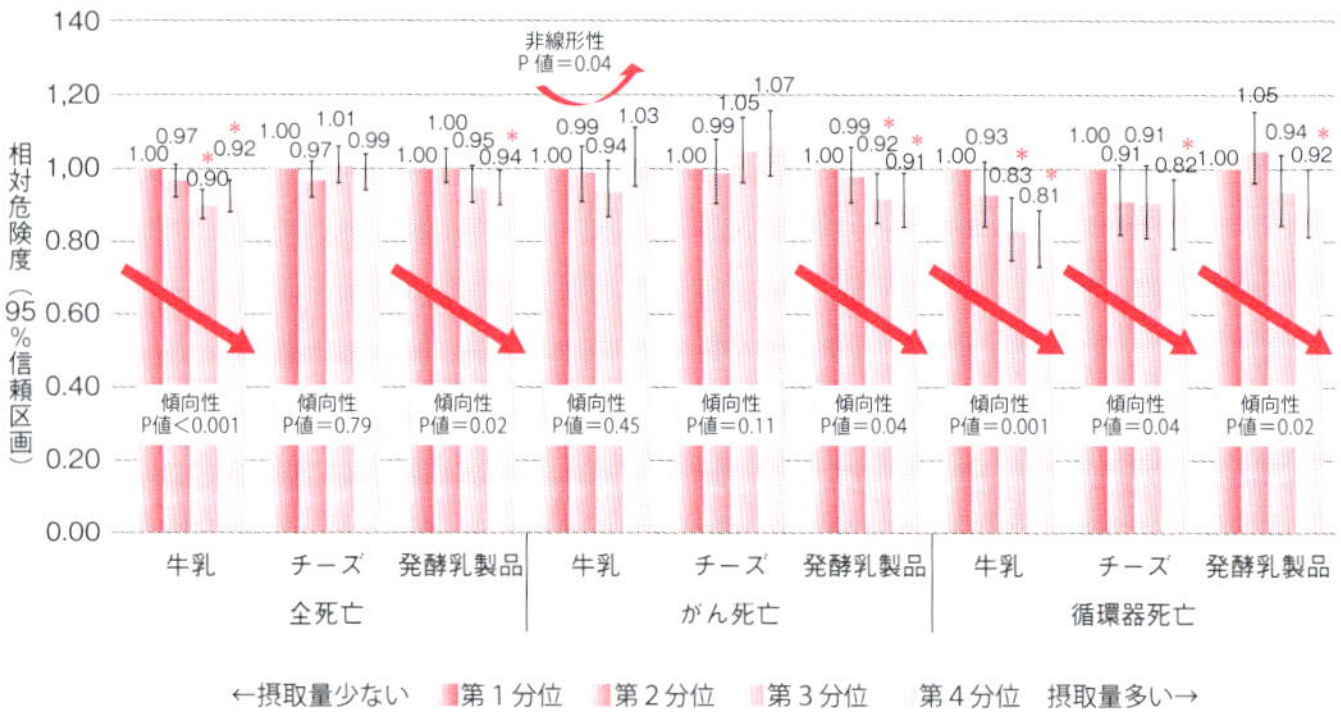

出所：国立がん研究センター がん対策研究所 多目的コホート研究(JPHCスタディ)「乳製品摂取と死亡のリスクとの関連について」
(https://epi.ncc.go.jp/jphc/outcome/9163.html)

図20 摂取源別にみたカルシウム摂取と脳卒中発症リスク

〈カルシウム摂取(牛乳・乳製品)も重要〉

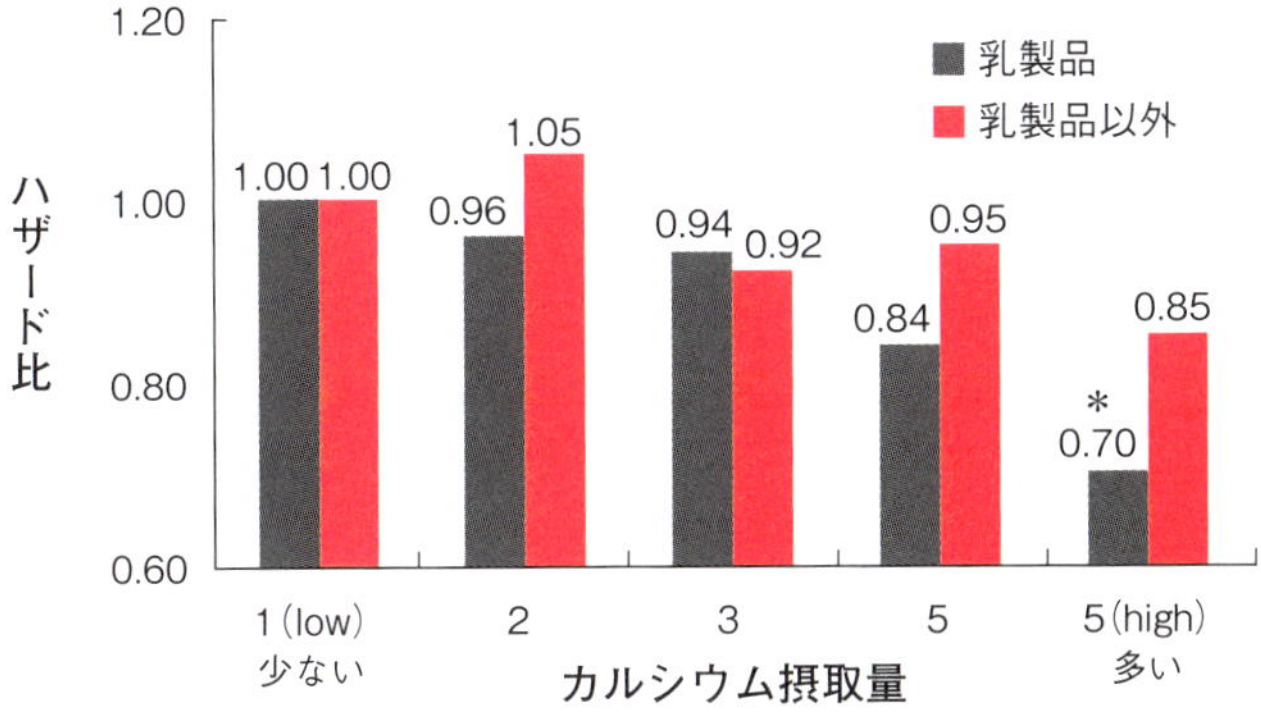

＊:P<0.05

出所:Umesawa M, et al. Stroke. 2008;39:2449-56.

カルシウムをちゃんととっている人は不足している人と比べ、骨粗しょう症を予防できるだけでなく、脳卒中が少ないことがわかっています。おそらく、血圧安定効果が寄与しているのではないかと思います。

JPHCスタディで、日本人を対象に食事内容と、がん死亡や循環器疾患死亡との関わりについて調べた研究があります。

そのなかで、牛乳、チーズ、ヨーグルトなど乳製品の摂取量を取り上げた研究結果が88ページの図19－1・2で示されています。とくに男性は、**乳製品をとると循環器疾患死亡が減る**ことがわかるでしょう。

男性では、乳製品の摂取量が多いグループで、全死亡と循環器疾患の死亡リスクが低いという結果でした。一方で、乳製品の摂取量が一番多いグループと2番目に多いグループの全死亡リスクは、それぞれ0・89倍と0・87倍と同程度に低く、また同様に、循環器死亡では0・78倍と0・77倍と同程度に低い、という結果でした。

（ただ女性では、乳製品の摂取量による死亡リスク低下の関連はみられませんでした。女性は男性よりも喫煙者や過度の飲酒者が少ないなど、健康的な生活習慣の人が多いため、乳製品の摂取と死亡リスクとの関連がみえにくかった可能性があります）。

同じくＪＰＨＣスタディで、小魚など乳製品以外からの摂取よりも、乳製品からカルシウムを摂取したほうが、脳卒中のリスクが下がることもわかっています。

おそらく、吸収の問題があって、乳製品のほうがカルシウムの効果が出やすいのだと思われます。

そのため、塩分を減らした和食に、乳製品を加えるとかなりバランスがいい食事になります。具体的には、朝食に（もちろん昼食でもいいですが）牛乳を1本あるいはヨーグルトを一つ足してください。

海藻を多く食べる人には脳卒中が少ない

塩分を減らした和食を実現するには、煮物などさまざまなおかずの味付けを時間をかけて薄くしていく必要があります。もちろん、味噌汁も重要なファクターです。

味噌汁は徐々に薄味に変えていく一方で、**具はたくさん入れましょう**。味噌汁の具は、体にいい素材がほとんどですから。

私たちのＣＩＲＣＳ研究で、**海藻を多く食べる人には脳卒中が少ない**ことがわかっています。海藻にはマグネシウムが多く含まれ、血圧安定効果も期待できます。

味噌汁の具をワカメと豆腐にすれば、マグネシウムはばっちりとれます。なめこなどキノコ類もおすすめです。キノコはほぼノーカロリーで食物繊維も豊富に含みます。ほかに、大根、小松菜、ナスといった野菜もどんどん入れましょう。

なお、味噌には発酵食品という利点もあります。同じ塩分度合いの塩味や醤油味のスープを飲むなら、具だくさんの味噌汁を飲んだほうがいいでしょう。

朝食をとると「肥満」と「糖尿病」リスクが減る

朝食をとる人ととらない人では、1日の総摂取カロリーは前者のほうが多くなりそうです。でも、面白いことに、**朝食をとったほうが糖尿病や肥満が少なくなる**というエビデンスがあります。朝食をとったほうが、**肝機能も改善する**ことがわかっています。

私たちが食事をとると、インスリンが分泌され、血糖値の上昇をほどほどに抑えてくれます。そのときに、一度に食べる量が多ければインスリンもたくさん必要になります。しかし、日本人はインスリンが出にくいタイプが多く、大量に食べるとインスリンの分泌が間に合わず、糖尿病にかかりやすくなるのです。

朝食を抜けば、昼にドカンと食べることになり、結果的に糖尿病のリスクが増します。

また、JPHCスタディで、朝食を抜くことと脳卒中や虚血性心疾患との関連を調べた研究では、1週間あたりの朝食摂取回数が少ないと脳出血のリスクが高くなることがわかりました。

もちろん、朝食の時間をしっかり確保しているような人は、そうでない人に比べて、そもそも健康意識が高く、普段からバランス良く食べているということもあるでしょうし、

図21 朝食の摂取回数が増えると脳卒中リスクが下がる

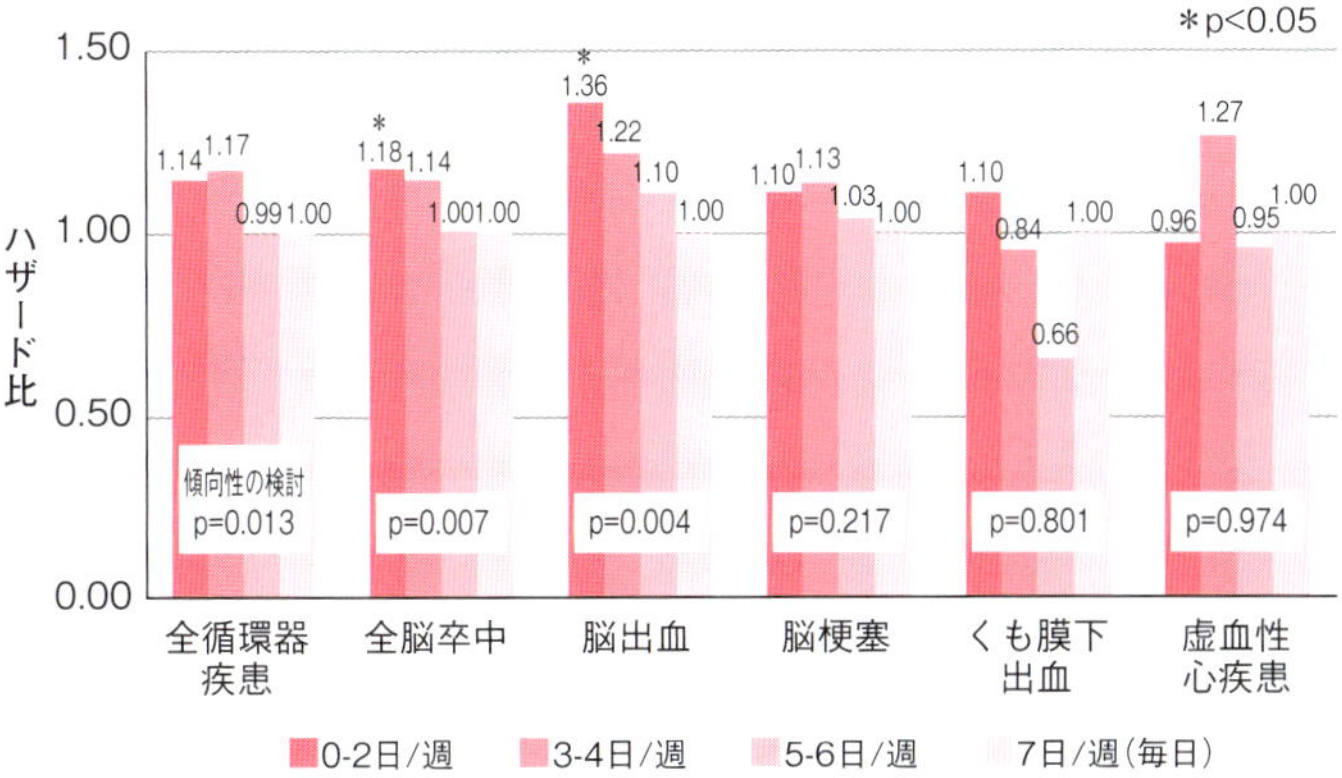

出所：国立がん研究センター がん対策研究所 多目的コホート研究(JPHCスタディ)「朝食の欠食と脳卒中との関連について」(https://epi.ncc.go.jp/jphc/outcome/3768.html)

3食しっかり食べないと、必要な栄養素がとれないということもあるのかもしれません。塩分摂取量が多くコレステロールが少ない人は血管がもろく脳出血を起こしやすいので、朝から適切な量のタンパク質などをとったほうがいいでしょう。

朝食には、タンパク質と炭水化物をとると、栄養素的にも腹持ちの点でもいいのではないかと思います。

時間がなくてとにかく手軽に済ませたいという人は、**卵かけご飯や納豆ご飯**を選んではどうでしょう。レンジでチンしたご飯(もちろんパックご飯でもかまいません)に生卵や納豆をかけるだけなら、たいした時間は要しません。なお、そのときの醤油は少量垂らす程度にとどめてください。

こうして朝食をとることで、体内リズムがつくれるのも健康に寄与します。

バナナ・ヨーグルト・野菜ジュースも過信は禁物

朝は少しでも寝坊していたいというとき、バナナやヨーグルトなどを食べて家を出るという人が多いのではないでしょうか。

バナナにはカリウムが多く含まれているので、高血圧の人にはとくにおすすめです。糖質量が結構ありますが、朝食ならその後の活動でエネルギーが使われてしまいますから気にしないで大丈夫です。

ヨーグルトはカルシウムの多い乳製品であり、発酵食品でもあるので、やはり朝食におすすめです。

ただし、どちらも完全食ではありません。バナナ1本であっても、ヨーグルト一つであっても、リズムをつけるという点で「なにも口にしないよりはいい」というくらいに考えてください。

野菜ジュースを飲んでいるという人も多いですね。「これ1本に1日分の……」などと書いてあると、それだけで「健康に良さそうだ」と思ってしまいそうです。

しかし、一口に野菜ジュースと言っても成分はさまざまです。宣伝文句を信じ込まず、しっかり自分の目で「なにが入っているのか」を確かめましょう。果汁など糖分がかなり入っているものが多く、かえって健康にはマイナスかもしれません。

さらに、簡単にジュース1本飲んだだけで「自分は健康に留意している」と思ってしまうことが、あまりよろしくないと言っておきましょう。

もし、本当に健康に留意する気持ちがあるなら、自分でスムージーをつくりましょう。砂糖も入れず、塩も入れず、新鮮な野菜をミキサーにかけただけのスムージーなら、繊維質も豊富にとれます。

どうしても空腹なときは無塩ナッツ

前述したように、一度にたくさん食べるのは、糖尿病の原因ともなり健康によくありません。夕方などに小腹が空いたら、そこで我慢して後からドカ食いするのではなく、おやつを食べましょう。

おやつにいいのが、マグネシウムやカリウムが豊富な**ナッツ**です。ただし、塩分の多いものは避け、無塩タイプを選びましょう。

こうしたナッツは、お酒のつまみにも向いています。お酒を飲むと、どうしても尿にマグネシウムやカリウムが排泄されてしまいますが、ナッツでそれを補うことができます。

私がおやつに愛用しているのが、カロリーが低くタンパク質豊富で腹持ちがいいスティックタイプの**サラダチキン**です。普通サイズのサラダチキンは、おやつにはちょっと大きいので、もっぱらスティックタイプを食べています。飽きないようにいろいろな味を冷蔵庫にキープしてあります。

チョコレートもいいですね。心疾患の予防効果などについて、ポジティブなエビデンスがいくつも出ています。ただし、ホワイトチョコレートにはエビデンスがありません。というのも、ポリフェノールの抗酸化作用がいい働きをしているものと思われ、カカオ成分が高いチョコレートほど効果が期待できるのです。

具体的には、カカオ成分が70パーセント以上あるようなチョコレートを、1日に10グラムくらい食べることが推奨されます。これで、ポリフェノールが250ミリグラムほどとれます。

チョコレートは乳脂肪分も含むので、あまり量を食べるとカロリーをとりすぎてしまいます。あくまで、ほどほどをキープしましょう。

▼量を増やすべき食材

■魚と野菜は「否定するエビデンスがほぼない」最強の食材

たいていの食材には、良い面も悪い面もあります。だから健康を守るためには、限られたものばかりではなく、多くの食材をバランスよく食べることが望まれます。

そうしたなかで、**否定するエビデンスがほとんどない食材が野菜と魚**です。

日本は、諸外国と比較して魚の摂取量が非常に多い国です。欧米では、週に1回とるくらいでも「魚をよく食べている」と認識されます。そして、週に1回でも魚を食べると健康にいい効果をもたらすというエビデンスも得られています。

日本人の多くは、もっと頻繁に魚を食べていると思われますが、その習慣をこれからも大事にしていきましょう。健康寿命を伸ばすことを考えると、**魚については、どの研究結果を見ても「食べるべきだ」に行き着く**のです。

図22 魚介類・n-3系多価不飽和脂肪酸の摂取量が増えると認知症リスクが下がる

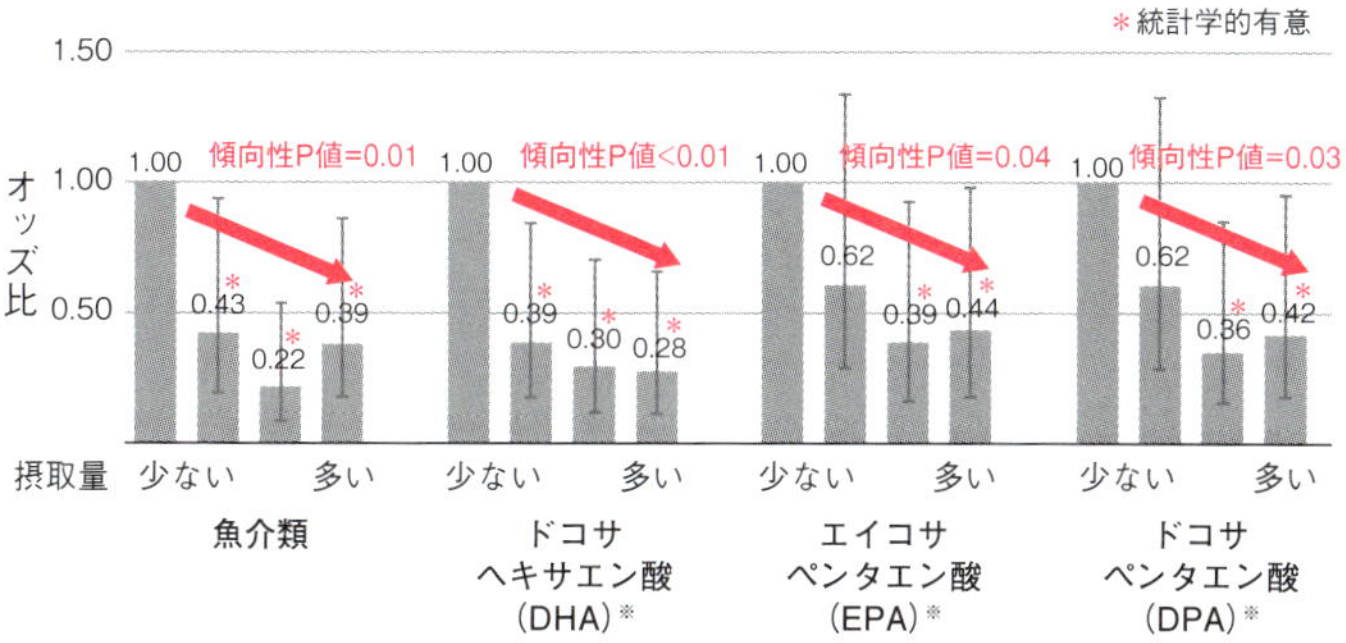

※いずれもn-3系多価不飽和脂肪酸

出所：国立がん研究センター がん対策研究所 多目的コホート研究（JPHCスタディ）「魚介類・n-3系多価不飽和脂肪酸摂取と軽度認知障害・認知症との関連」(https://epi.ncc.go.jp/jphc/outcome/8650.html)

たとえば、週に3回青魚を食べると、中性脂肪値に十分な改善効果が見込めることがわかっています。いくつかの研究で週1回ほどで下がることも報告されています。

また、JPHCスタディで、魚介類に多く含まれるn－3系多価不飽和脂肪酸の摂取と認知症の関係を調べた研究があります。

その結果、魚介類の摂取量が多いほど、リスクの低下が見られました。魚介類を最も食べているグループは、最も少ないグループよりも、61パーセント認知症の発症リスクが低くなることがわかりました。

このときの、最も食べているグループの中央値は、1日に82グラムです。サケ、ブリなどの切り身がだいたい80グラム前後。

ということは、私たちも1日に魚1切れを食べれば十分ということになります。

サバ缶・刺身生活で中性脂肪が半分に

魚の中でも、とくに青魚がいいといわれます。ただ、そのまま塩を振って焼くだけのサンマならともかく、魚の調理はハードルが高いと感じる人もいるようです。

手軽に青魚を食べる方法として、おすすめなのが**サバ缶**です。一番いいのは水煮ですが、味噌煮やカレー味のものなど、今いろいろな種類のサバ缶が売られていますので、活用してみてはどうでしょう。

私たちは以前、「まったく肉を食べず、魚を食べているとどうなるか」という実験を自らの体で行ったことがあります。期間は3週間。その間、朝昼晩と魚を食べ続けたのですが、調理が面倒なものは無理なので、刺身やサバ缶を大いに食べました。

その結果、**中性脂肪値が半分ほどに下がって血液さらさら**になるという素晴らしい効果が見られました。ただその後、肉を食べたら1週間で元に戻ったので、やはり肉より魚が健康にはいいのでしょう。

水煮のサバ缶なら、そのまま食材として調理することもできます。缶詰というと、ともすれば非常食のように捉えられがちですが、一つの食材として常備するといいでしょう。

そのほか、サケの中骨の水煮などもおすすめです。

もちろん、ツナ缶もおすすめの一つですが、つけ汁に使われている油は捨ててください。

なお、同じ青魚の缶詰でも、サンマやイワシの蒲焼き缶は味が濃く、塩分も糖分もかなり入っているはずですので、あまりおすすめできません。

■ナトリウムではなくカリウムを摂ろう

血圧を下げたいなら、カリウムを多く含む食品を摂りましょう。カリウムは、2つの意味で血圧にいいのです。

一つは、カリウム自体に血圧を下げる作用があること。

もう一つが、「カリウムナトリウム拮抗」。ナトリウムは血圧を上げますが、カリウムを摂るとナトリウムが体外に排出されるのです。

カリウム摂取によって高血圧が改善されれば、脳卒中のリスクも下がります。JACC

図 23-1 ナトリウム摂取量と全脳卒中死亡の関連

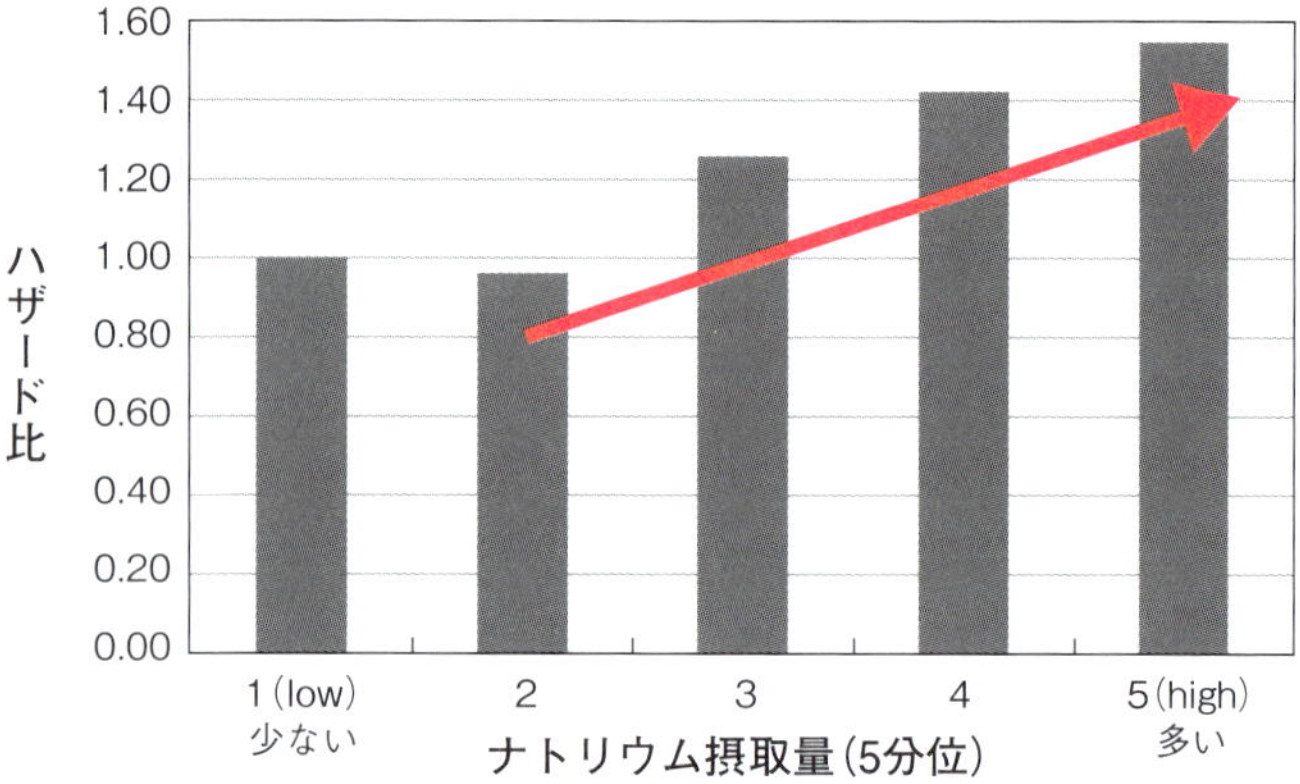

JACC スタディ地域住民男女40-79歳5万8730人
出所：Umesawa M, Iso H, et al.Am J Clin Nutr. 2008;88:195-202.

図 23-2 カリウム摂取量と全脳卒中死亡の関連

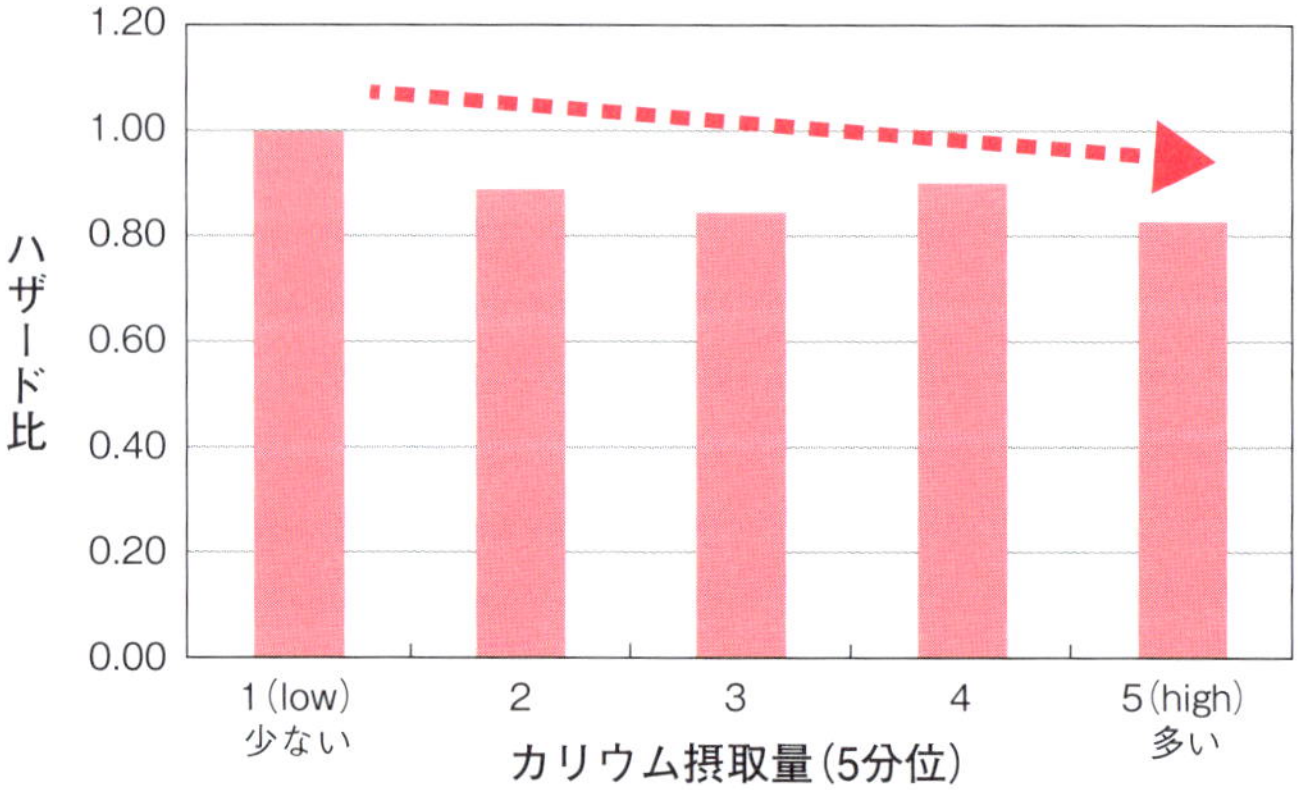

JACC スタディ地域住民男女40-79歳5万8730人
出所：Umesawa M, Iso H, et al.Am J Clin Nutr. 2008;88:195-202.

研究でも、カリウムを摂取するほど脳卒中死亡率が下がり、逆にナトリウムを摂取するほど死亡率が上がる傾向にあることがわかっています。

カリウムは、トマトを含めた**緑黄色野菜、葉物野菜を生で食べる**と摂れます。また、果物にも多く含まれます。

カリウムなどのミネラル、ビタミンといった栄養素を効率よく摂取するには、野菜は生で食べるのが理想です。日本人は火を通すことが多いけれど、海外ではほとんどの野菜が生で食べられています。

ブロッコリーもニンジンも生でボリボリ食べてOKです。ただ、火を通すことで柔らかく食べやすくなり、量も摂れますから、そこは臨機応変でいいでしょう。

冷凍野菜も活用しましょう。ブロッコリー、アスパラガスなどの緑黄色野菜を冷凍庫に常備しておけば、いろいろな料理に使えます。

寄せ鍋などの**鍋料理**は、野菜をたくさん摂れるので季節を問わずおすすめです。ただし、塩分摂取過剰にならぬよう、スープは飲まず、できればシメの麺や雑炊はパスしましょう。

■ 果物をとると、うつ病リスクが下がる

長野県南佐久郡の住人を対象に行われたJPHCスタディで、果物をとるとうつ病のリスクが下がることがわかっています。とくに、フラボノイドを多く含む果物で効果が高く見られました。

また、果物が認知症や循環器疾患の予防にも寄与することがわかっています。

ただ、果物には旬があるので、一つの種類を長く食べ続けることが難しく、個別の効果を調べにくいのです。

そのため、エビデンスが取りにくく、「なにをどのくらい食べたらいいか」は明言できません。

果物は、健康効果の高いカリウムやビタミンCが豊富である一方、糖質も多いので多食すれば肥満につながります。「旬の果物を適度に」というくらいがいいでしょう。

図24 果物をとるとうつ病のリスクが下がる

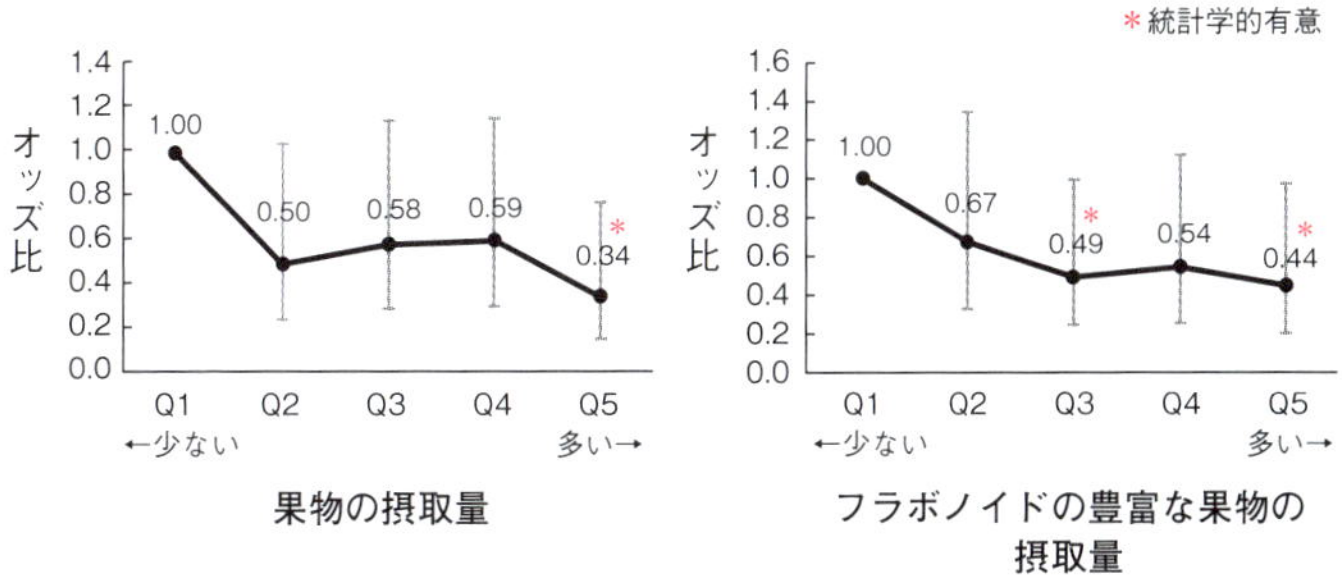

出所：国立がん研究センター がん対策研究所 多目的コホート研究（JPHCスタディ）「野菜・果物およびフラボノイドの豊富な果物とうつ病との関連について」（https://epi.ncc.go.jp/jphc/outcome/9026.html）

▼食品を買う・外食するときの習慣

■総菜を買う前に必ずチェックすべき2つのポイント

コンビニ弁当やスーパーの総菜などを買うときは、「これおいしそう」と思え、かつ値段も納得できるものを、たいていの人が選んでいることでしょう。

そこに、もう一つの判断材料として、「**ラベルチェック**」を加えてほしいのです。買う前に、必ずカロリーと塩分量をチェックするくせをつけましょう。

具体的に言うと、お昼ご飯に弁当を食べるとしたら、1食できれば600キロカロリー、多くても700キロカロリーくらいに抑えたいところです。でも、実際には800キロカロリーを超えるようなものもたくさんあります。

塩分については、2グラムを超えないようにしましょう。お昼の弁当だけで3グラムを超えるようだと1日の摂取量はかなり多くなります。

図25 食塩相当量の計算式

ナトリウム量(mg)×2.54÷1000≒食塩相当量(g)
ナトリウム約400mg=食塩1g

ただし、**ナトリウム表示**には注意してください。ナトリウム量をそのまま塩分量と考えてはいけません。食塩1グラムは、ナトリウム393ミリグラムに相当します。ナトリウム表示がしてあったら、上の計算式にあてはめて塩分量を把握しましょう。

スナック菓子についても、やはりカロリーと塩分量をチェックしてみてください。たとえば、材料に野菜が使われているスナックなど、健康にいいイメージがありますが、ちっとも健康的ではありません。一度自分のお気に入りスナックの成分表示確認してみてください。

しかも、スナック菓子は食事とは別に食べます。だから、こうしたものを日常的に食べている人は、たとえ食事内容に気をつけていても、カロリー過多、塩分過多に陥りやすいのです。

買う前のラベルチェック習慣だけで健康になる

自分の口に入れるものについては、なんとなく買うのではなく、手に取って調べましょう。そして、カロリーや塩分量が多いものについては、そのまま棚に戻しましょう。

こうして毎日チェックしていると、だんだんと「どういうものがカロリーが高いのか、塩分量が多いのか」がわかってきます。そして、その知見は外食時にも応用できます。また、自然と健康意識も高まっていきます。

社員食堂などでカロリー表示をするようになると、いくつかのメニューで迷った場合、人は**カロリーの低いほうを選ぶ傾向にある**ことが海外の研究でわかっています。表示は思った以上のインパクトを与えているのです。

今は、外食産業でも表示を増やしています。本当は見てほしくないのかもしれませんが、企業イメージとしてオープンに情報を伝えるほうが得策と考えているのでしょう。

たとえば、スターバックスコーヒーは積極的に情報を開示しています。

抹茶が使われていてちょっと健康に良さそうな印象の「抹茶クリームフラペチーノ」の場合、トールサイズで炭水化物（糖質）47・1グラムとあります。

シナモンロールは最近少しサイズダウンしたようですが、それでも1個549キロカロリー。しかも、パンには塩分が入っているから、甘いにもかかわらずナトリウム量も335ミリグラムあります。

こうしたことは、自ら知ろうとしなければわからないままなのです。

■うどんよりそば。ラーメンの汁は超NG

国民食ともいわれるほど日本人が大好きなラーメンですが、健康のことを考えたらNGです。とくに問題なのが塩分です。

醤油味だろうと豚骨だろうと、とにかくラーメンのスープは塩分が多く、全部飲んだら相当な塩分摂取量になります。私が勤務している病院の食堂では以前「減塩ラーメン」というのを出していましたが、それでも5グラムくらいの塩分量です。5グラムはWHO（世界保健機関）が推奨している成人1日の摂取量に相当します。

また、カロリーも高めです。背脂入りのラーメンなどをスープまで完食したら、カロリー、塩分も明らかに摂りすぎです。

それでも、どうしても食べたい人におすすめなのが、野菜たっぷりの「タンメン」や「モヤシそば」。こうしたものを、具を中心に食べ、スープはシメに一、二口飲んであとは残しましょう。

うどんも、思っているよりも塩分が含まれています。パンもそうですが、生地を練るときに塩を結構入れているからです。だから、**うどんかそばかで迷ったら、そばを選びましょう**。

また、白く精製された小麦粉でつくるうどんと違い、そばはそば殻も含んでおり繊維質も豊富です。フラボノイドの一種であるルチンも含まれ、血管を強くする効果が期待できます。

とはいえ、安価なそば屋さんの中には、3分の2以上を小麦粉でつくった「なんちゃってそば」もあります。十割そば、二八そば（つなぎが2割）といった、なるべくそば粉成分が多いものを選びましょう。

なお、そばをゆでた湯（そば湯）にもルチンが豊富です。そばつゆで割ると塩分を摂ってしまうので、そば湯はそのまま飲みましょう。

そうめんは、油を使用することであのつるつる感を出しており、結構カロリーが高くなっています。さっぱりしているから太らないと思っていたら大間違いです。

パスタなら、野菜や魚介などの具をたくさん入れて、その分、麺の分量を控えめにするといいでしょう。

▼日本人に必須な「塩分対策」

そもそもなぜ日本人は塩分過多なのか？

塩分摂取量は、その**地域の文化**が大きく関わっています。

東北地方で塩分摂取量が多いのは、野菜が摂れない長い冬に、塩を使って保存しておいた**漬物**を食べる文化があったからです。

今も漬物は好んで食べられており、塩分の強い味に舌が慣れてしまい、料理の味付けも濃くなっているのだと思われます。

一方で、大阪など関西地方はダシ文化で、塩分をさほど入れなくても大丈夫なのです。

113ページにあるのは、1935（昭和10）年頃の食事内容を、購入額と物価から推察した秋田大阪スタディの研究結果です。

動物性食品のおかずは少なく、漬物など塩辛いもので白米をたくさん食べていたと思わ

図26 **1935（昭和10年）頃の食生活（1人1日当たりの消費量）**

	米	塩	動物性食品	
			卵に換算	イワシに換算
井川町（秋田）	3.8〜4.5合	44.8g	7.5g	33〜52g
八尾市（大阪）	3.5〜3.7合	26.2g	16g	59g

注：昭和10年頃の購入額と物価から計算したもの。動物性食品はすべてを卵に換算した場合とイワシに換算した場合の2通りを示している

出所：秋田大阪スタディより

れます。大阪では秋田の6割程度ですが、それでもものすごい塩分量を摂っていたのがわかるでしょう。

1950年代後半からようやく下がり始めた日本人の塩分摂取量は、60年代から80年代にかけてかなり減りました。

その理由としては、健康診断が普及し、高血圧を指摘されるケースが増えたことと、それによって人々の減塩意識が高まったことが一つ。さらには、冷蔵庫の普及で塩蔵食品が減ったことや、食事の西洋化も影響しているでしょう。

しかし、ここ20年ほどで低下のペースが鈍り、最近10年では、ほぼ動きが見られなくなりました。

WHOが推奨する成人の1日の塩分摂取

量は5・0グラム未満であるのに対し、日本ではもっと緩く設定されています。厚生労働省は男性で7・5グラム未満、女性6・5グラム未満を目標に掲げ、高血圧学会ですら6・0グラム未満という数字を挙げています。

せめて厚生労働省の大甘な目標くらい守りたいところですが、現実には全然ダメ。2019年時点のデータで、男性は10・9グラム、女性は9・3グラムも摂っています。

しかも、これは平均値です。理想的な摂取量の人もいる代わりに、もっと摂っている人が大勢いるのです。

今は、漬物の消費量こそ減っているものの、さまざまな塩蔵食品が食べられています。魚の塩蔵食品としては、タラコ、イクラ、筋子、数の子などの魚卵類、塩ザケ、干物などがあります。

また、見落としがちなのが**加工肉**の塩分です。ベーコン、ソーセージ、ハムなどの加工肉は、塩分が多いだけでなく、添加物もいろいろ入っています。健康を考えたら、あまり口にしないほうがいいでしょう。

「男性のほうが濃い味が好き」はウソ

ところで、厚生労働省はなぜ、男性と女性に分けて目標値を出しているのでしょう。WHOのように、男女同じ数値にできないのでしょうか。

たぶん、それは現実的ではないからです。日本でそれをやると、男性には厳しすぎてとうてい不可能な数値となります。かといって、男性にも手が届く数値にすれば、今度は女性に対して緩い基準となってしまいます。

実際に、ここ20年を見ても、日本人の場合ずっと、男女で塩分摂取量に1・7グラム前後の開きがあります。

これはどうしてなのでしょう。男性のほうが女性より濃い味が好きなのでしょうか。

そうではなくて、**単純に男性のほうが女性より量を食べるから**です。たとえば、コンビニのおにぎりを1個ではなく2個食べれば、塩分摂取量も2倍になります。量を食べれば塩分をそれだけ摂ってしまうのです。

たとえば、ラーメンやカレーライスの大盛りを注文する人は、カロリーも塩分ももののすごく量を摂っています。普段から食べすぎて太っている人は、間違いなく塩分も摂りすぎており、高血圧も増えて当然というわけです。

醤油はネタの片面だけにつけよう

日本人が塩分を摂りすぎる原因の一つが「醤油」です。**醤油の量を減らしましょう**。そのために、まず大事なのは「**かけないでつける**」こと。たとえば、アジフライを醤油で食べたいと思ったときに、かけると衣が全部吸い取ってしまいます。そこで、皿に少量の醤油を垂らし、そこにアジフライをちょいちょいとつける程度にするといいのです。

刺身につけるときは、両面を浸すようなことはせずに、片面だけつけましょう。塩味を感じるのは舌で、そこに接するのは片面です。両面つけても片面つけても、感じる塩味は変わりません。味は変わらないのに、摂取量を半分に減らせます。

寿司を食べるときも、ネタの片面だけにちょっとつけて口に入れましょう。間違ってもしゃりにはつけないでください。しゃりにつければ吸い込んでしまいます。

「味覚が鈍い人」は塩分をとりすぎる

ＣＩＲＣＳ研究で、どのくらいの濃度で味を感じるかという「**味覚スタディ**」を行ってきました。

そこでわかるのは、年齢が高くなると味を感じにくくなることと、喫煙者は味覚が鈍いということです。そのため、高齢者や喫煙者は、必然的に濃い味を求めて塩分摂取量が多くなります。

年齢は仕方がないとしても、タバコはこういう側面からも健康に悪いのです。

ちなみに、みなさんが自分の味覚がどの程度か知りたいなら、市販の「**味覚キット**」を使ってみてもいいでしょう。

あるいは、「**塩分計**」で、食事に含まれる塩分を測ってみるのも一つの手です。たとえば、自分がおいしいと感じる味噌汁の塩分を測定してみて、それが1パーセントを超えていたら、濃い味が好きなのだと考えていいでしょう。

外食したときも、こっそりやってみてください。実際に測ってみると、いかに外食は塩分が多いかがわかります。

塩分計は、1パーセント刻みではなく、0・1パーセント刻みで測れるものを用いましょう。料理をする側の人ならば、これを用いて0・1パーセントずつ時間をかけて減らしていけば、家族は気づかぬうちに減塩できます。

熱中症予防のための「塩分摂取」はほぼ無意味

かなり以前、私の先輩たちが高血圧が多い地域で減塩キャンペーンを行ったとき、ハウス農家の人たちから大きな反発を買ったことがありました。

当時は、室温が高いハウスの中で作業をしているとたくさんの汗をかくという理由で、ハウスの入り口に塩が置いてありました。彼らは、ときどきそれをなめながら仕事をしていたのです。

私の先輩たちが、その習慣をなくしてもらうようお願いしても、なかなか聞き入れてもらえませんでした。そこで先輩たちは、彼らが1日仕事をした後の汗の量と、そこに含まれる塩分量を測定しました。すると、どんなに大汗をかいても10グラムまではいかないことがわかりました。

蒸し暑いハウス内で1日働いていてもこうなのです。ましてや、普通のビジネスパーソンがかく汗に含まれる塩分は微々たるものです。

普段から健康に対する意識が高く、減塩の努力をしているようなケースでもない限り、熱中症予防にあえて塩をとる必要はありません。

▼肥満は塩分のとりすぎから

■高血圧の一番の原因は「肥満」

以前の日本では、高血圧の原因は塩分のとりすぎが圧倒的多数でした。しかし、今は**肥満が一番**です。

「食べすぎる→肥満になる→血圧が上がる」というのが、今の中年に最も多い構図。しかも、食べる量が多ければ、そこに含まれる塩分量も多くなるから、ますます血圧が高くなるのです。

実際に、医師としても疫学者としても、「塩分の摂取量が少ないのに肥満」という人を私は見たことがありません。**肥満度と塩分摂取量は、きれいな相関関係を示しています。**

だから、肥満者が食べる量を減らして痩せれば、おのずと塩分摂取量も減って、血圧はかなり改善するはずです。

図27 肥満人口の比率の各国比較（OECD諸国、2010年までの最近年）

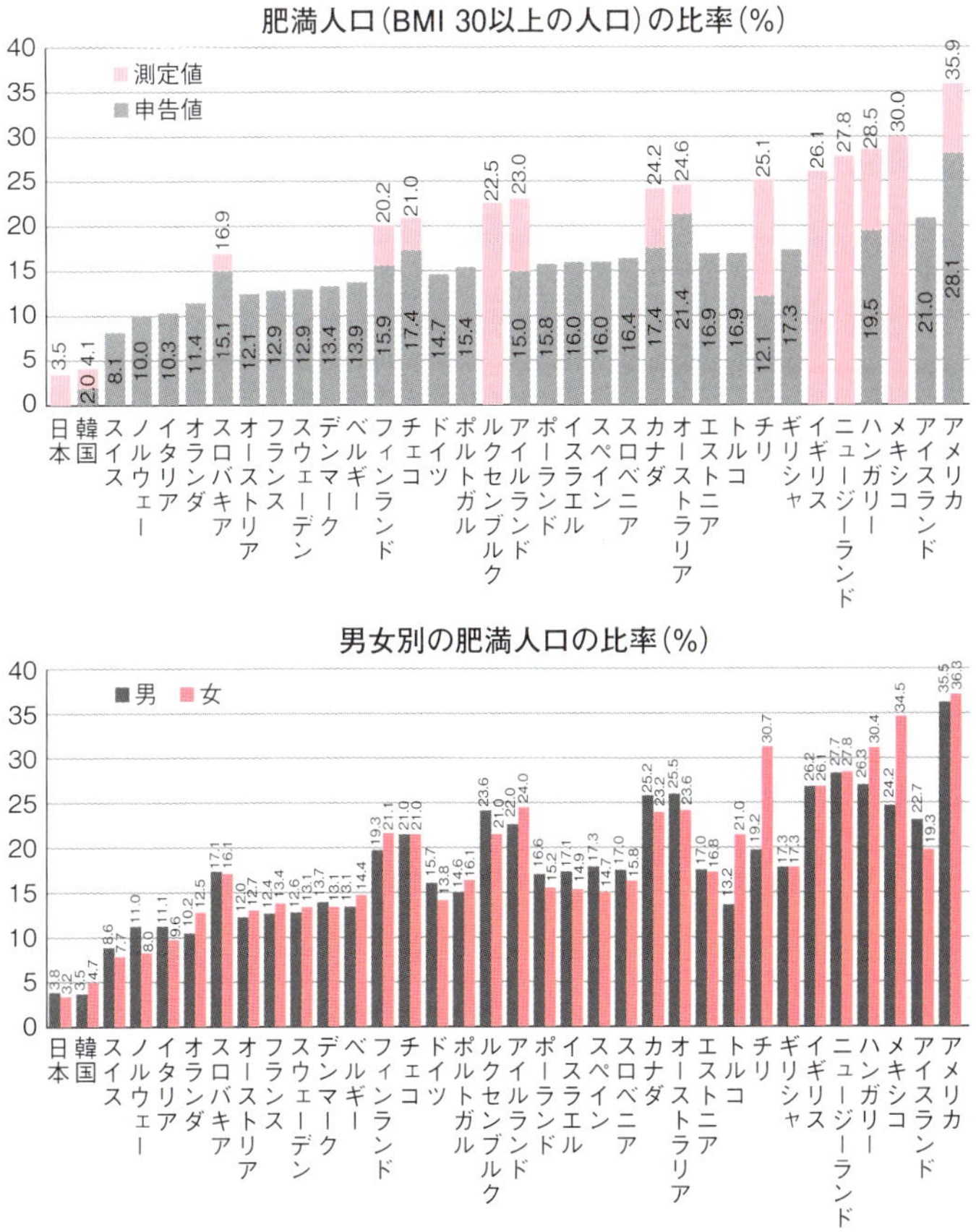

※国の並びは測定値あるいは測定値がない国は申告値の1.46倍の値でソートした。ここで1.46倍とは測定値と申告値が両方得られる国の測定値の対申告値倍率の平均である（男女計）。男女別の肥満人口の比率は測定値データ、測定値がない場合は申告値データによる。

出所：OECD Health Data 2012（28 June 2012）

図28-1 肥満者（BMI≧25）の割合の推移（男性）

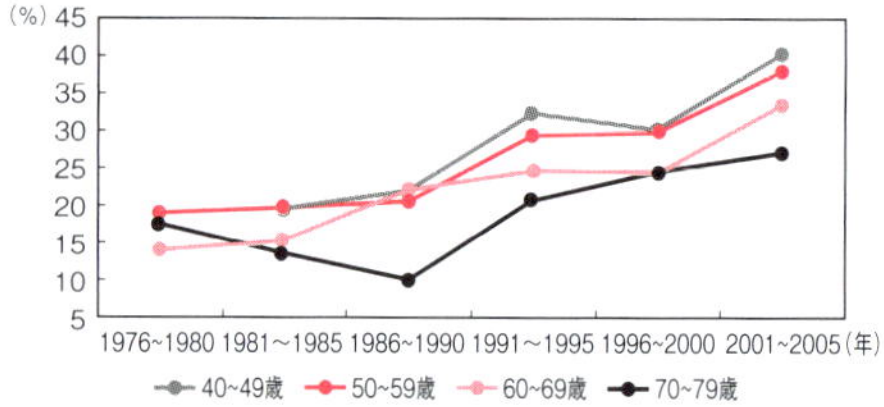

図28-2 肥満者（BMI≧25）の割合の推移（女性）

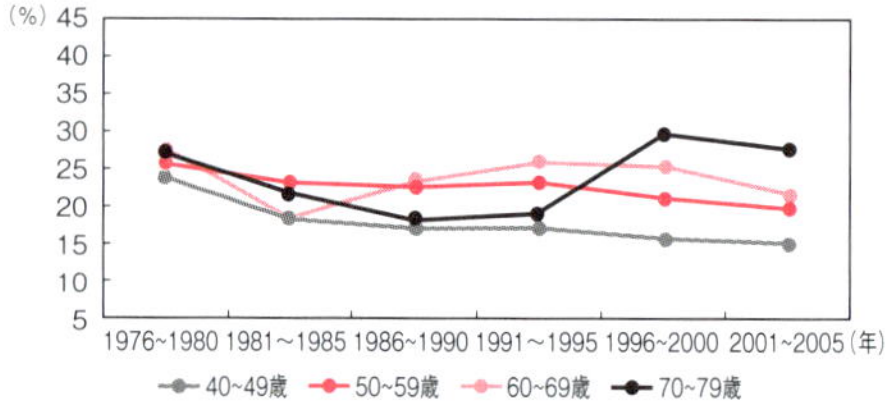

秋田大阪スタディの検診結果より

ほかにも、肥満が与える悪影響について挙げればキリがありません。逆に言えば、**肥満を解消すれば、かなりの病気のリスクが下げられる**わけです。

日本では、世界の国々と比較して肥満者の割合は多くありません。しかし、どこの国でもそうであるように、油断していたらあっという間に肥満者だらけになりかねません。

実際に、日本でもとくに男性で、1976年以降の30年間で年代を問わずに肥満者の割合が増えています。

肥満は食生活の影響が大きく、同じ食卓を囲んでいる家族で似た傾向を示します。親が太っていると、たいてい子どももぽっちゃりしています。子どもの頃から太っていれば、それだけ大人になってからの健康状態にマイナスが生じます。

だから、親の世代の肥満は、自分だけの問題ではないという自覚が必要です。

もっとも、**痩せすぎ**もいけません。20代・30代の若い頃に無理なダイエットで痩せた経験がある人は、将来、骨粗しょう症になりやすいこともわかっています。大事なのは、家族そろって健康的な食卓を囲むことです。

■ハンバーガーより回転寿司を食べよう

先のグラフを見てもわかるとおり、圧倒的に肥満人口が多いのがアメリカです。

先日、仕事でアメリカに行ったときに、現地の高齢者が団体でハイキングをしているところに出会いました。ちょうどお昼時だったのですが、添乗員とおぼしき人が参加者にハンバーガーを配り、みんなそれをうれしそうに食べていました。

アメリカでは、マクドナルドなどのハンバーガーは高齢者も幼い頃から食べ慣れた味なのでしょう。日本だったら、高齢者の昼食にハンバーガーを出してもあまり喜ばれないはずです。だからこそ、日本の高齢者にはあまり肥満がいないのです。

一方で、今の若者は昼食にハンバーガーを出されたら喜んで食べるでしょうし、それは高齢になっても変わらないでしょう。だから、今の若者が今後、どんどん太ってきても不思議ではありません。

ハンバーガーに限らず、子どもの頃からその味に慣れ親しませるというのは、食品メーカーの作戦でもあるわけです。経営戦略としては成功していますが、健康という側面からすると、お客側は失敗しています。

一方で、回転寿司はウィンウィンだと私は考えています。回転寿司によって、子どもたちが魚を食べる機会がずいぶん増えています。魚の摂取量が増えること自体も、また魚を食べ慣れるという点でも、回転寿司の貢献度は大きいと言えます。

ただし、醤油は1滴垂らすくらいにして、絶対にしゃりに醤油をしみこませないこと。炭水化物過多にならないように「しゃりハーフ」にするくらいがいいでしょう。

回転寿司では味噌汁なども注文できますが、醤油からも塩分をとることを考えて避けましょう。その代わりに、抗酸化作用があるカテキンが豊富な緑茶を飲みましょう。昔ながらの寿司屋では、大きな湯飲みでお茶が出てきますが、あれは意味があることなのです。

肉の脂より植物油をとろう

肉の脂肪は循環器疾患を増やします。

ちょっと、スーパーに行ったつもりで思いを巡らしてください。オリーブオイルやごま油など、植物性の油は液体ですね。そして、売り場に並んでいる肉の脂は固体です。

これらを食べて体内に入れたときに、液体の油はそのまま液体ですが、肉の脂は体内でも固体になります。固体の脂が体内にあれば、血液がドロドロになってくるのは簡単に想像がつくでしょう。

血液がドロドロになれば血栓ができやすく、それが詰まって心筋梗塞や脳梗塞が起きるわけです。

バター、ラード、ヘットなども常温で固体です。**常温で固体の油は体内でも固体になりやすい**ので、摂取過多にならないよう注意が必要です。

一方、エゴマ油やアマニ油など昔から日本で使われてきた**植物性の油は、むしろ健康にいい**といわれています。CIRCS研究でも、αリノレン酸を多く摂る人は認知症になりにくく、血圧が下がるという結果が出ています。

とはいえ、過剰摂取はいけません。植物性の油であってもカロリーが高いのでとりすぎれば肥満につながります。また、少量の油はコレステロール値を下げますが、たくさん摂ると今度は上がってしまうという指摘もなされています。

81ページでもふれたように、コレステロール値は低すぎると血管がもろくなり脳出血のリスクが上がります。逆に、高くなると血管が詰まる脳梗塞や心筋梗塞のリスクが出てきます。まさに、バランスが大事なのです。

「ぼっち飯」は早食いの原因に

次のページにあるグラフは、食べる速さと肥満の関係について、私たちが行った研究の結果を示したものです。

男女ともに、腹八分目ができず満腹まで食べると肥満のリスクが上がります。そして、早食いもまたリスクを上げることがわかるでしょう。

当然ながら、その両方をやってしまえば最悪ですが、早食いすればそもそも食べすぎます。というのも、満腹中枢に「もう十分食べた」というサインが行く前にたくさん食べて

図29 「満腹」、「早食い」と過体重(BMI≧25)の関係

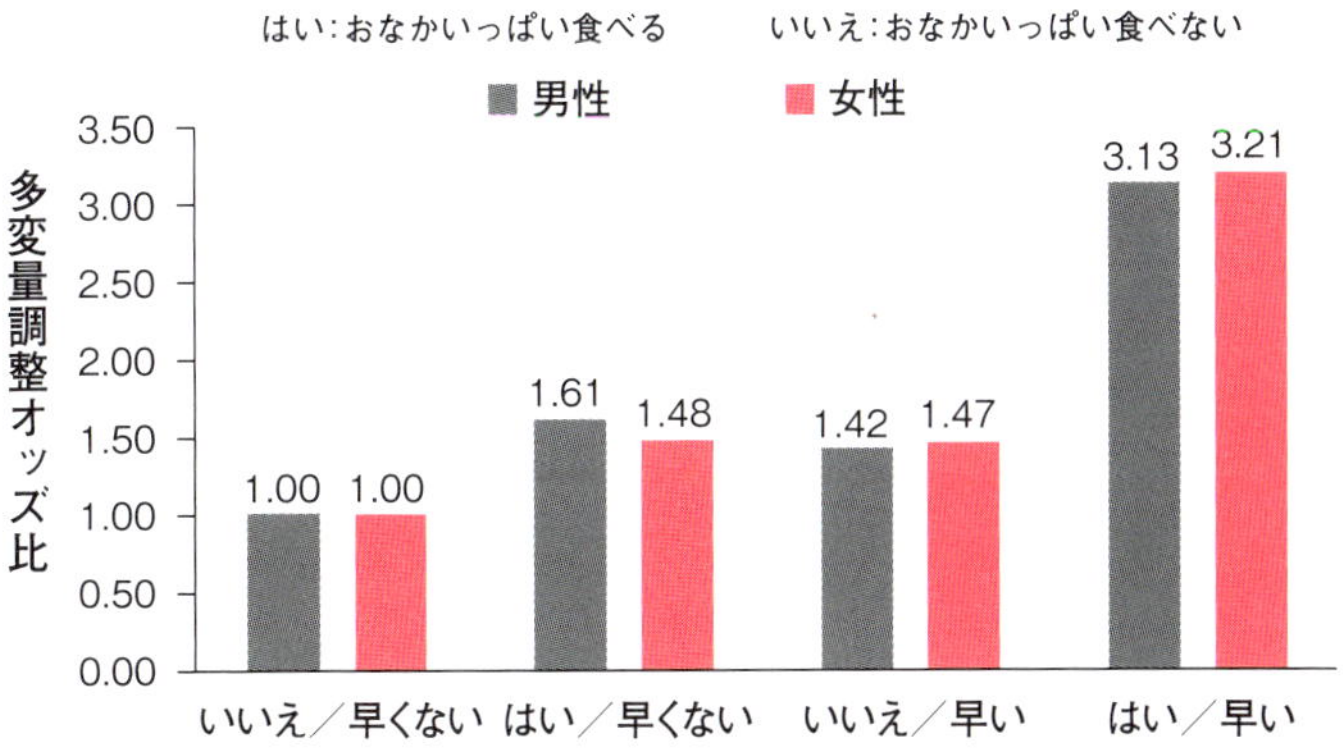

※地域住民30〜69歳男女3287人の横断研究

出所：Maruyama K, Iso H et al. BMJ 2008

しまうからです。

しかし、早食い癖がある人に「ゆっくり食べてください」と言ってもなかなか難しい。そこで、**誰かと一緒に食べる**ことをすすめます。

人と一緒なら、途中でおしゃべりもするから必然的にゆっくりになるだろうし、なるべく周囲のスピードに合わせようともするでしょう。一方で、1人でいたら、食べることだけに集中するから、どうしても早くなってしまいます。

福島の被災地で、一人暮らしをしている人に肥満が増えましたが、家族がバラバラになり1人で食事をしていることも大きいのではないかと私は考えています。

また、JAGESという高齢者を対象と

した研究プロジェクトで、男性の一人暮らしでは、**1人で食事をしているとうつの発症率が7倍になる**ことがわかっています。

だから、食事はできる限り誰かと一緒に取ったほうがいいのです。どうしても1人でしか食事が取れない人は、少しお行儀が悪いですがテレビなどを見ながら食べてください。興味がある番組だと自然と箸が止まって、食事スピードがゆっくりになります。

もう一つ、歯ごたえのあるものを食べることでも早食いを予防できます。今は食べ物について「とけちゃいそう」が褒め言葉として使われるなど、やわらかいものを好む人が増えています。しかし、それは早食い、ひいては肥満への道だと知ってください。

野菜のかき揚げも健康とは言えない理由

絶対に食べるなとは言わないけれど、食べるときには工夫してほしいのが**揚げ物**です。揚げ物は衣が問題で、フリッターのように衣が分厚いと、それだけカロリーが高く、健康への悪影響も大きくなります。だから、竜田揚げのように薄く粉をはたくくらいにするとか、衣は半分剝がすなどしてください。**かき揚げは、衣を食べているようなもの**なので、具が野菜であってもおすすめできません。

また、とんかつは食べてもカツ丼はやめましょう。とんかつは、油の多いロース肉に卵と衣を付けて揚げるので、それだけで高カロリーです。そのとんかつに醤油や砂糖を使った味の濃い汁を吸い込ませ、さらに卵でとじてたっぷりのご飯の上にのせるのです。どう考えても健康にいいはずがありません。それでもどうしても食べたい人は、脂身の少ないヒレ肉にする、衣をなるべく薄くする、そしてご飯の量をできるだけ少なめにすると良いでしょう。

本当は、とんかつを食べるのではなく**豚のしょうが焼き**にしたほうが、カロリーも健康への悪影響も低く抑えられます。

毎日の安いお菓子より「週1回の高価なケーキ」

もう一つ、絶対に食べるなとは言わないけれど、食べ方を考えてほしいのが**甘い物**です。毎日、寝る前にコンビニスイーツを食べるとか、食後にはお菓子を食べずにいられないという人がいます。しかし、毎日食べていたら明らかに糖質をとりすぎます。

毎日食べると習慣になってしまいますので、**1週間に1度**、週末のご褒美として**高価なケーキを食べる**など、量を減らす工夫をしましょう。

私がアメリカに行って感じたのは、人々が太っている割には食事量はさほど多いわけじゃないということでした。その代わりに、あまりにも多量のアイスクリームを食べることに度肝を抜かれました。

たとえば、ハーゲンダッツなら、私たち日本人が一度に食べる1人分のカップを、彼らは「ベビーサイズ」と呼びます。

そして、私たち日本人が冷凍庫に保管しておき、何度かに分けて家族で分け合って食べるいわゆる「ファミリーサイズ」のカップを、1人で一度にペロリと食べてしまうのです。食事内容には気を使っている健康意識の高い人でも、なぜかアイスクリームだけは大量に食べるのがアメリカ人。彼らの肥満の原因はファーストフードの摂取とともにそこにあるのではないかと、私は考えています。

そういう無茶をしないなら、1週間に一つくらいアイスクリームを食べたっていいでしょう。あるいは、果汁100パーセントのシャーベットにすれば、乳脂肪が多いアイスクリームよりカロリーは抑えられます。

せっかくの人生ですから、なにもかも我慢するなどというつまらない日々は送りたくないですよね。それと同時に、せっかくの人生ですから、健康を害してしたいことができなくなるのも嫌ですよね。

そのバランスを考えて、「**ときどきのご褒美食べ**」を上手に取り入れていきましょう。

▼健康になる「お酒」習慣

■お酒は２合以上飲んではいけない

アルコールは日本酒に換算して1合（ドリンク数に換算して２・２）くらいまでだったら、かえって健康にいいことがわかっています。

具体的には、善玉であるＨＤＬコレステロールが増えて、血液がさらさらに固まりにくくなります。その結果、血栓が血管に詰まることによって起きる心筋梗塞や脳梗塞が減ります。

ところが、２合を超えて飲むようになると、今度は、ＨＤＬコレステロールが下がり中性脂肪が増え、悪い影響が出てきます。

また、私たちの研究で、飲酒量が増えるほど朝の血圧を上げることがわかっています。

とくに、２合以上では、寝ている間は飲まない人よりも低くなる血圧が、朝になるとかな

図30 飲酒と24時間血圧値との関連

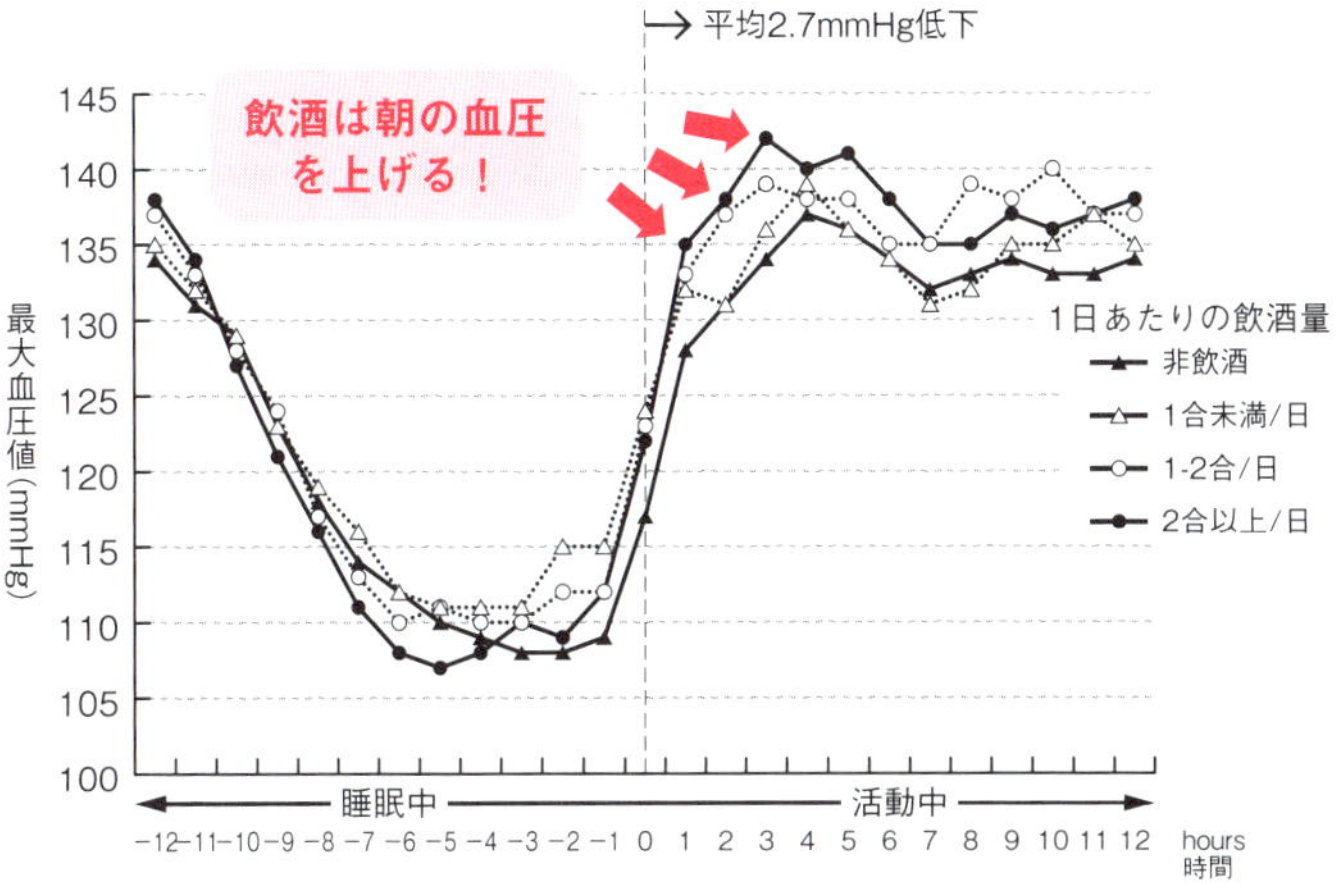

出所：Ohira T, et al. Hypertension, 2009

り高くなります。

人間の体はもともと、朝方に交感神経が活発になって血圧が上昇するようにできています。そこにお酒をたくさん飲むことで、より交感神経の働きが強くなるのです。

交感神経の働きが強くなると、血圧が上がるだけでなく、血小板凝集が起きて血がドロドロに固まりやすくなります。さらに、中性脂肪が増えることでも血液のドロドロは助長されます。

そうすると、どうなるでしょうか。血圧が上がることで血管が切れる脳出血が増え、血液がドロドロになることで血管が詰まる脳梗塞や心筋梗塞も増えます。

つまり、**2合以上飲む人は、朝方に、あらゆる循環器疾患に襲われやすい**のです。

図31 アルコール換算表

種類	量	ドリンク数
(1) ビール（5%）・発泡酒	コップ(180mL) 1杯 小ビンまたは350mL 缶1本 中ビンまたは500mL 缶1本 大ビンまたは633mL 缶1本 中ジョッキ（320mL） 1杯 大ジョッキ（600mL） 1杯	0.7 1.4 2.0 2.5 1.3 2.4
(2) 日本酒（15%）	1合（180mL） お猪口（30mL） 1杯	2.2 0.4
(3) 焼酎・泡盛（20%）	ストレートで1合（180mL）	2.9
焼酎・泡盛（25%）	ストレートで1合（180mL）	3.6
焼酎・泡盛（30%）	ストレートで1合（180mL）	4.3
焼酎・泡盛（40%）	ストレートで1合（180mL）	5.8
(4) 酎ハイ（7%）	コップ1杯（180mL） 350mL 缶酎ハイ1本 500mL 缶酎ハイ1本 中ジョッキ（320mL） 1杯 大ジョッキ（600mL） 1杯	1.0 2.0 2.8 1.8 3.4
(5) カクテル類（5%）	コップ(180mL) 1杯 350mL 缶1本 500mL 缶1本 中ジョッキ（320mL） 1杯	0.7 1.4 2.0 1.3
(6) ワイン（12%）	ワイングラス（120mL） 1杯 ハーフボトル（375mL） 1本 フルボトル（750mL） 1本	1.2 3.6 7.2
(7) ウイスキー、ブランデー、ジン、ウォッカ、ラムなど（40%）	シングル水割り1杯（原酒で30mL） ダブル水割り1杯（原酒で60mL） ショットグラス（30mL） 1杯 ポケットビン（180mL） 1本 ボトル半分（360mL）	1.0 2.0 1.0 5.8 11.5
(8) 梅酒（15%）	1合（180mL） お猪口（30mL）	2.2 0.4

※1　1ドリンクは、純アルコールで12.5mLまたは10g。
※2　発泡酒はビールと同じ。
※3　カクテル類とは、果実味などを含んだ甘い酒をいう。

出所：厚生労働省HP

さらに、1合以上飲むと、全体的にがんのリスクも上がってきます。

結論として、男性の場合、1合未満であればほぼいい方向に働きます。一方で、女性は男性の半分くらいにしておくのが良さそうです。

なお、女性で2合以上習慣的に飲む人はほとんどいないので、飲酒にかかわる研究は男性を対象とするものが中心になっています。

1日3合以上飲むと自殺率が上がる

一度に2合以上飲むような人は、その95パーセントがほぼ毎日飲んでいます。つまり、週に14合以上飲んでいることになります。

こうした習慣的大量飲酒者は、全体の1割くらいを占めています。

JPHCスタディで飲酒量と自殺率の関係を調べたところ、ある程度お酒を飲む人のほうが、まったく飲まない人よりも自殺率が低いことがわかっています。ただし、**1日3合以上の割合で飲酒すると自殺率が高くなります**。

また、同じ量を飲むにしても、みんなでわいわい飲む人のほうが、1人で飲む人よりも脳卒中になるリスクが低いことがわかっています。また、社会的サポートが多い人では、少ない人に比べて、飲酒が脳卒中の及ぼす影響が少ないこともわかっています（図32）。いくらお酒が好きでも、1人で大量に飲み続けるのはNGなのです。

なお、短時間に大量（純アルコール量60グラム以上）の飲酒を行うことを「ビンジドリンキング」と呼びます。60グラムのアルコールというとだいたい3合です。

ビンジドリンキングは、急性アルコール中毒になる危険性があるだけでなく、長期的に見ても健康に害があることがわかっています。

とくに、飲むと顔が赤くなる人は、将来、食道がんになるリスクが上がります。顔が赤くなるということは、アルコールの分解能力がもともと低いので、害も受けやすいと言えます。

加えて、喫煙習慣があるとさらにリスクが上がります。顔が赤くなりやすい人が、タバコを吸いながら大量飲酒をするのは、非常にマズいことなのです。

図32 飲酒習慣と循環器疾患の関連

飲酒習慣と脳卒中の社会的サポートとの関連
（JPHCスタディ、40～69歳男性19,356人を平均9.9年間追跡）

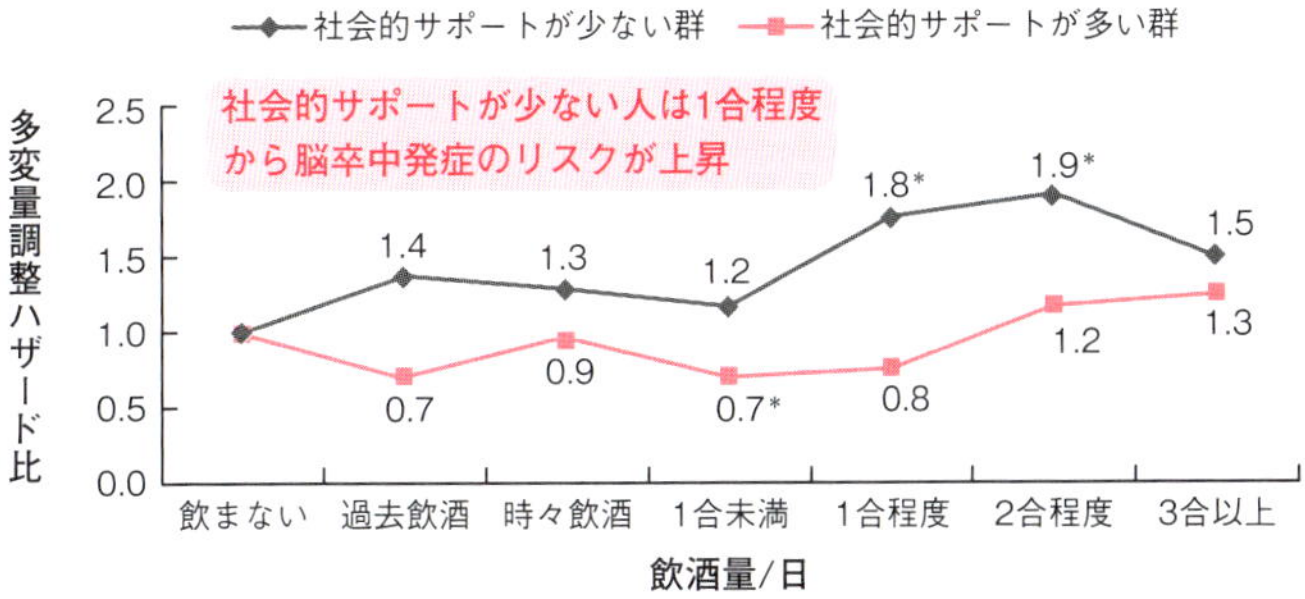

*p<0.05, 飲まない人との比較
調整変数：年齢、喫煙、BMI、血圧、糖尿病既往、レジャー時の運動、精神的ストレス、飲酒で顔が赤くなるかどうか、就業状況、婚姻状況、健診受診、地域
出典：Ikehara S, et al. Alcohol Clin Exp Res. 2009

飲酒習慣と出血性脳卒中及び脳梗塞発症との関連
（JPHC スタディ：40-59歳男性19,544人 11年間追跡）

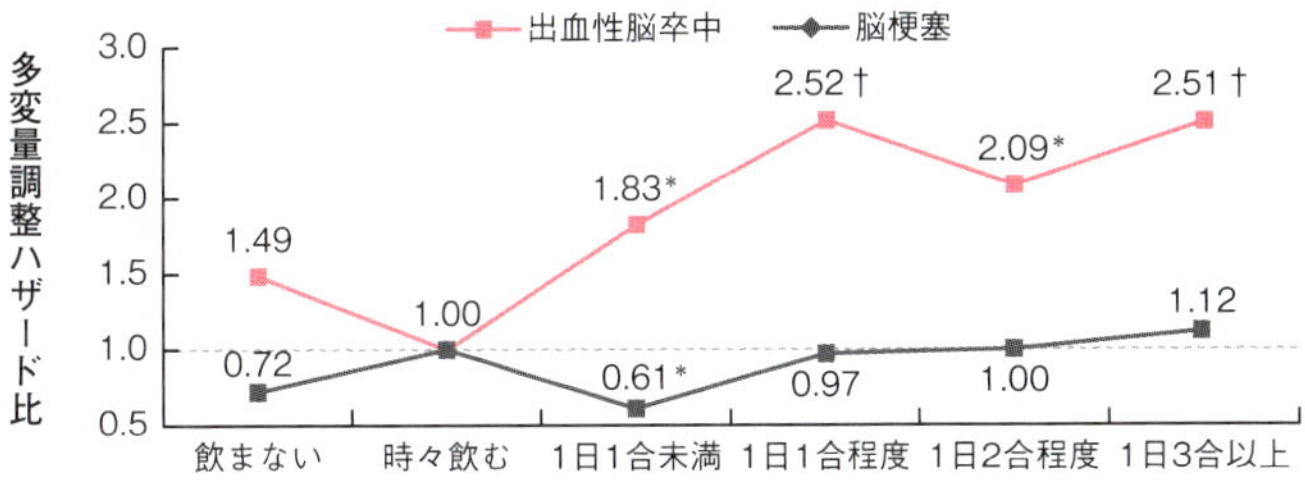

*p<0.05, p†<0.01「時々飲む」と比較
調整変数：年齢、喫煙習慣、BMI、高血圧既往、糖尿病既往、運動、教育歴、野菜、果物、魚摂取、地域
出所：Iso H, et al. Stroke 2004;35:1124-1129

■焼酎を飲む人は死亡率が高い

海外の研究で、赤ワインをよく飲む人には循環器系疾患が少ないことがわかっています。たしかに、フランス人は昼から赤ワインを飲むような生活をしていますが、心筋梗塞が少ないことで知られています。

日本人にも赤ワインが同様の効果があるかについてはわかりません。というのも、赤白問わず、日本人の場合、まだまだワインの消費量が少なく、エビデンスが取れる状態にはないのです。

ただ、私たちがお酒の種類とその影響について調べた範囲内で言えば、**焼酎をよく飲む人に死亡率が高い**ことがわかっています。また海外の研究でも焼酎やウイスキーなどの蒸留酒を飲む人が最も死亡率が高いことが報告されています。

調査を始める前の段階で私は、ビールや日本酒など醸造酒をたくさん飲む人の死亡率が高いのではないかと考えていたのですが、実際には、焼酎だけとか、1杯目はビールであっても続きは焼酎に変えるといった飲み方をする人にリスクが高かったのです。

その理由は不確かではあるものの、どうも焼酎好きの人は量を飲みすぎてしまう傾向にあるのではないかと思えるのです。

その調査は、申告制で行われました。ビールやワインなら比較的正しい量が伝えやすいですが、焼酎の場合、水やお茶などで割って飲むことが多く、また途中で足したりしがちです。故意かどうかは別にして、焼酎が好きな人はその量について、やや少なめに申告している傾向があるように見えました。

つまり、ほかの種類の酒と比べて焼酎が体に悪いということではなく、焼酎好きの人は飲みすぎになりがちだから死亡率も高かったのではないかと私は推測しています。

あるいは、もしかしたら、これまで醸造酒を好んで飲んでいた人が、糖尿病や肥満などを指摘されて糖質を避けるために焼酎に替えたというのがあるのかもしれません。もともと生活習慣病を持っているならば、死亡率が高く出る可能性はあります。

結局のところ、お酒については種類よりも量（純アルコール量）が問題だということになります。

図33 日本における疾病別の発症リスクと飲酒量（純アルコール量）

	疾病名	飲酒量（純アルコール量（g））			
		男性		女性	
		研究結果	（参考）	研究結果	（参考）
1	脳卒中（出血性）	150g/週	（20g/日）	0g <	
2	脳卒中（脳梗塞）	300g/週	（40g/日）	75g/週	（11g/日）
3	虚血性心疾患・心筋梗塞	※		※	
4	高血圧	0g <		0g <	
5	胃がん	0g <		150g/週	（20g/日）
6	肺がん（喫煙者）	300g/週	（40g/日）	データなし	
7	肺がん（非喫煙者）	関連なし		データなし	
8	大腸がん	150g/週	（20g/日）	150g/週	（20g/日）
9	食道がん	0g <		データなし	
10	肝がん	450g/週	（60g/日）	150g/週	（20g/日）
11	前立腺がん（進行がん）	150g/週	（20g/日）	データなし	
12	乳がん	データなし		100g/週	（14g/日）

出所：厚生労働省「健康に配慮した飲酒に関するガイドライン」

女性は1日半合、男性は1日1合まで

2024年2月、厚生労働省が初めて「健康に配慮した飲酒に関するガイドライン」を出しました。

そのなかで、飲酒の悪影響について疾病別にエビデンスを示しています。

これを見ると、男女ともに少しでも飲めば高血圧のリスクが増えることがわかります。また、男性ではとくに胃がんや食道がんが、女性では脳出血が増えます。

一方、男性の場合、1日2合（純アルコール量40グラム）までは脳梗塞については影響が出ないけれど、脳出血や大腸がん

は1日1合に抑えないとリスクが増えるということを、このエビデンスは示しています。

女性の場合、1日1合を超えると脳梗塞も胃がんも大腸がんも肝がんも乳がんも増えます。データが取られていないものについても、増える可能性は否定できません。

お酒については、男性の場合は基本的に1日1合、週に換算して7合というのが、疫学的に推奨できるラインです。女性はその半分くらいと考えるといいでしょう。

ノンアルを交えるだけで減酒につながる

筑波大学の研究チームが、「ノンアルコール飲料を提供されると飲酒量が有意に減少する」という報告を行いました。

そこでは、アルコール依存症などの人を除いた20歳以上の研究参加者123人を2つの群に分け、一方にノンアルコール飲料を12週間提供しました。すると、12週間目の1日の純アルコール摂取量が、平均11・5グラム減っていることがわかりました。

さらに、**ノンアルコール摂取量増加とアルコール摂取量の減少に相関が見られる**ことから、ノンアルコール飲料がアルコール飲料に置き換えられていると考えられました。

図34 ノンアルコール摂取量と飲酒量の関係

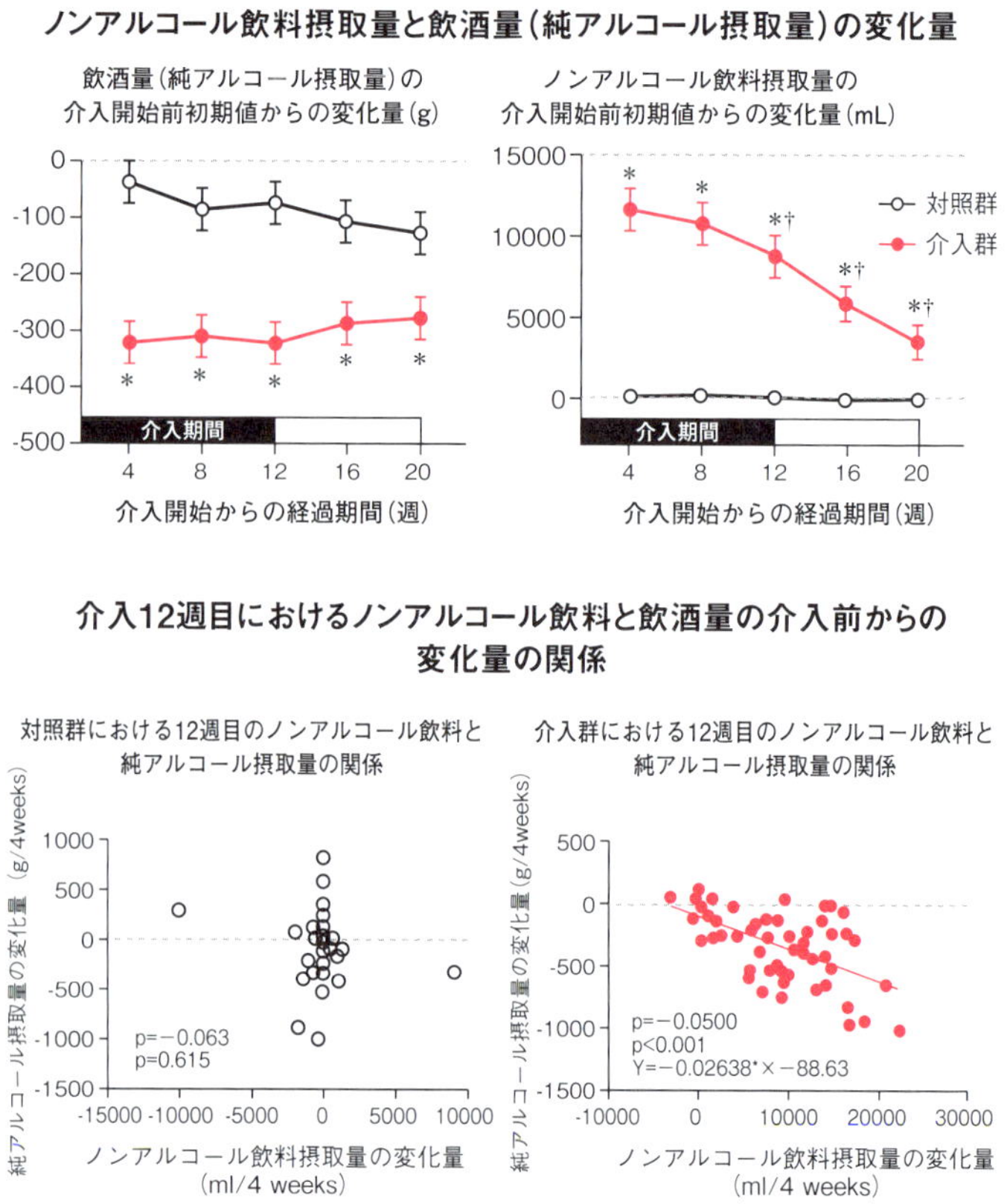

出所:(Yoshimoto H, et al. BMC Med.2023)Effect of provision of non-alcoholic beverages on alcohol consumption: A randomized controlled study.
(ノンアルコール飲料の提供がアルコール摂取に及ぼす影響:ランダム化比較試験)
筑波大学医学医療系　吉本尚　准教授
https://www.tsukuba.ac.jp/journal/medicine-health/20231005140000.html

たとえば、いつも缶ビールを2缶飲んでいる人が、1缶はそのままビールを、もう1缶はノンアルコールビールを飲むということが起きたのです。

ちなみに、私は週末にビールを飲みますが、1缶目は普通の缶ビールを、2缶目以降はノンアルコールビールにしています。1缶目で気持ちよくなっているので、2缶目以降はノンアルコールでも区別がつかない状態。きれいな黄金色でシュワーとしていれば、十分においしく感じられます。結果的に健康的な飲酒ができているのです。

この筑波大学の研究では、「提供された」というところがポイントとなります。お酒好きの人は「ノンアルコール飲料はまずい」とはなから決め込んでおり、これまで自分から買うことはほとんどなかったはずです。

しかし、最近のノンアルコール飲料はかなりおいしくなっており、提供されて飲んでみたら「これも悪くないかも」と感じることでしょう。

だから、家族などが「これ飲んでみて」とプレゼントするのがいいでしょう。そして、1杯目ではなく、ちょっとほろ酔い加減になってから飲んでもらうと、「へえ、案外いいね」となるかもしれません。

小さいグラスを使えば飲酒量が減る

『BMJ』という有名な医学誌に載った「クリスマス論文」が、大きな関心を集めました。そこでは、ケンブリッジ大学の研究チームが、「過去100年で食器のサイズが大きくなったことが肥満につながった」という学説に基づき、ワイングラスについて調査を行いました。

チームが1700年から2017年までのワイングラスを収集し、それぞれの容量を調べてみると、やはりワイングラスは大きくなり、容量は増えていました。

そのことから、「確固たるエビデンスは得られていないものの、**グラスのサイズを小さくすることでアルコール摂取量を減少できるのではないか**」と述べています。

これには私も同感で、お酒好きの人は普段使っているグラスを見直すといいのではないかと思っています。

人は視覚的影響を強く受けます。バーで細いグラスが使われるのも、実際よりも「たくさん入っていそう」とお客が感じるからです。

だとしたら、このマジックを自分にかけてしまいましょう。間口の広いものではなく、間口が狭いグラスを使いましょう。

あるいは、温度を冷たく保つために真空状態につくられているグラスもいいでしょう。あれは、見た目よりも容量が少なくなっています。

ウイスキーや焼酎などの場合も、大きなグラスではなく小さなものに氷をたくさん入れてから注ぐようにしましょう。水で割るときには、水を多めにして薄めることでたくさん飲んだ気分を味わいましょう。

生ビールを注文するときは、大ジョッキではなく**小さめのグラスなど**を選んでください。それをおかわりするほうが、最終的には同じ量でも何杯も飲める感覚があり、かつ常に冷えたおいしいビールが飲めます。同様に普段使っている**ご飯茶碗もできるだけ小さめに**したほうが量が多く見えます。

このように、上手に自分をだましてあげる工夫をすることで、健康に長くお酒を楽しんでください。

夕食後に車を運転する予定を組み込む

1日2合を超える飲酒によって、朝の血圧が上がりやすくなることは、132ページで述べたとおりです。

そこで、お酒が好きな人は、毎朝の血圧測定を習慣にしてみてください。高血圧と判断される基準は、収縮期血圧140以上、拡張期血圧90以上ですが、自宅測定ではもっと低く、それぞれ135以上、85以上が目安となります。

もし、こうした数値より高いようなら、治療を考える必要があります。もちろん、「このままではまずい」という認識も絶対に必要です。

アルコールの害から身を守るには、とにかく量を飲みすぎないようにすることが重要です。1週間に7合という理想の量を守るために、1回に1合しか飲めないのではどうしても物足りないなら、1日おきに、2合飲む日とまったく飲まない日をつくるというのでもいいでしょう。

お酒好きな人がまったく飲まない日をつくるには、意志の力でやろうとしないで、**「飲めない状況」に自分を置いてしまう**のが得策です。

夕食時にお酒を飲む機会が多いことを考えると、夕食後に車の運転をする予定を組み込んでしまうといいでしょう。

たとえば、「月曜日と金曜日は、夜遅くまで営業しているスーパーに、車を出して値引き品を買いに行く」などと決めてしまうのもオススメです。

あるいは、子どもの習い事の送り迎えを買って出るというのもいいでしょう。

▼絶対に見直すべきタバコ習慣

■タバコは百害あって一利なし

これまで述べてきたように、お酒は1日1合くらいならいいデータが出ているものの、タバコに関してはまったくありません。タバコは百害あって一利なしです。

そんなタバコについて、日本ではかつて野放しと言えるような状態だったのですが、今はかなり改善されています。

とくに、2003年5月1日に施行された「健康増進法」によって、喫煙できる場所などが大きく制限されるようになりました。というのも、その第六章に「受動喫煙防止」があり、タバコは吸っている本人だけでなく周囲の人の健康も害するということが明確に示されたからです。

JPHCスタディが出している「JPHCにおける主な要因によるがんの相対危険度」

図35 主な要因によるがんの相対危険度

リスク要因			集団の特性	危険のあるグループ	基準となるグループ	相対危険度
全部位のがん		喫煙者	男性	現在喫煙者	非喫煙者	1.6
		大量飲酒（エタノール≧450g／週）	男性	エタノール換算で週当たり450g以上	ときどき飲む	1.6
		大量飲酒（エタノール300-449g／週）	男性	エタノール換算で週当たり300-449g	ときどき飲む	1.4
		肥満（BMI≧30）	男性	BMI：30.0-39.9	BMI：23.0-24.9	1.22
		やせ（BMI＜19）	男性	BMI：14.0-18.9	BMI：23.0-24.9	1.29
		運動不足	男性／女性	最低群（1日METs中央値：男性25.45、女性26.10）	最高群（1日METs男性42.65、女性42.65）	1.15-1.19
		高塩分食品	男性／女性	最高群（中央値：塩蔵魚や干物＝4.3g／day、たらこ等魚卵＝4.7g／day）	最低群（中央値：塩蔵魚や干物＝0.5g／day、たらこ等魚卵＝0.0g／day）	1.11-1.15
		野菜不足	男性／女性	最低群（中央値＝1日当たり110g）	最高群（中央値＝1日当たり420g）	1.06
特定部位のがん	肝	C型肝炎感染者	男性／女性	C型肝炎ウイルス単独感染	肝炎ウイルス非感染	36
	胃	ピロリ菌感染既往者	男性／女性	Hピロリ抗体＋またはCagA	Hピロリ抗体－かつCagA－	10
	肺	喫煙者	男性／女性	現在喫煙者	非喫煙者	4.2-4.5
	食道	大量飲酒（エタノール≧300g／週）	男性	エタノール換算で週当たり300g以上	非飲酒	4.6
	胃	高塩分食品毎日	男性／女性	ほとんど毎日	ほとんど取らない	2.5-3.5
	結腸	運動不足	男性	最低群（1日METs中央値28.25）	最高群（1日METs中央値43.75）	1.7
	大腸	肥満（BMI≧30）	男性	BMI：30以上	BMI：14-24.9	1.5
	乳（閉経後）	肥満（BMI≧30）	女性	BMI：30以上	BMI＜19	2.3
	肺	受動喫煙	非喫煙女性	夫が喫煙者	夫が非喫煙者	1.3

※飲酒については、酒類にかかわらずエタノール量の合計で示した。目安として、エタノール23gはほぼ日本酒1合（180ml）、ビール大瓶1本（633ml）、焼酎25度（100ml）、ワイングラス2杯（200ml）、ウイスキーダブル1杯（60ml）に相当する。

出所：国立がん研究センター がん対策研究所 多目的コホート研究（JPHCスタディ）「JPHCにおける主な要因によるがんの相対危険度」（https://epi.ncc.go.jp/files/01_jphc/archives/JPHCpamphlet201612-4.pdf）

という資料（149ページ・図35）を見れば、男性の喫煙者は非喫煙者と比較してすべての部位のがんの危険度が1・6倍に上がることがわかります。肺がんに関しては、男女の喫煙者は非喫煙者の4・2〜4・5倍の危険度となり、夫が喫煙者の女性受動喫煙者は夫が非喫煙者の非受動喫煙者の1・3倍の危険度となっています。受動喫煙だけでも十分にリスクがあるのです。

同様にJPHCスタディでは、喫煙者は非喫煙者と比較して、男性で1・3倍、女性で2・0倍、脳卒中になりやすいことがわかっています。なかでも、くも膜下出血のリスクは、男性で3・6倍、女性で2・7倍アップします。虚血性心疾患についても、男女ともに喫煙者は約3倍の発症リスクとなっています。

また、40〜69歳の男性で、喫煙者は非喫煙者よりも30パーセント自殺率が高くなっており、吸う本数が増えるほどその傾向が強くなると報告しています。

もともと、喫煙者は非喫煙者よりうつになりやすいことがわかっていますが、これは、タバコに含まれる有害物質が脳に直接影響を及ぼすことや、喉などの炎症を起こす炎症細胞が原因になると考えられます。

さらには、喫煙は依存症であり、吸いたいという渇望と、現代社会での吸いにくい環境とのギャップ、あるいは「本当はやめたいのに」という思いとの葛藤などがストレスとなっていることも考えられます。

ほかにも、慢性肺疾患、糖尿病、脂質異常症、認知症など、あらゆる疾患のリスクが上がると言って過言ではありません。

親が吸うと「子どもの喫煙率」まで上がる

私が子どもの頃、周囲の大人の多くがタバコを吸っており、吸わない人もみんな副流煙にさらされていました。だから、慣れてしまったのか、タバコの臭いに敏感に反応する人は多くありませんでした。

でも、今は環境が変わり、「タバコを吸っている人が近くを通っただけで気づく」という人が増えています。

つまり、本当はすぐにわかるような不快な状態も、ずっと続いていると悪い意味で慣れてしまうのです。恐ろしいことに、親がタバコを吸っている家で育った子どもは、その害にさらされつつも、その害に鈍感に育ちます。

実際に、**両親のどちらかがタバコを吸っていると子どもの喫煙率が上がり、両親とも**

吸っているとかなり上がることがわかっています。

だから、喫煙の害を減らすには、啓発活動も非常に大事なのです。

たとえば、20年以上前から小中学生に対する禁煙教育を徹底して行ってきた滋賀県は、現在、日本で最も男性の寿命が長い県となりました。禁煙教育を受けてきた子どもたちが、大人になってタバコを吸わずにいることが、寿命にもいい影響を与えているのではないかと思われます。

一方、残念なことに福島県は禁煙教育が遅れており、２０２２年度の調査では、都道府県別喫煙率が1位です。これには、福島県にタバコ農家が多かったことも関係していたのかもしれません。

しかし、その福島県も変わりつつあります。福島県の健康づくりにおけるスローガンは、数年前まで「減塩、野菜たっぷり、脱肥満」でした。それが今は「みんなでチャレンジ！減塩・禁煙・脱肥満」となっています。

■「タバコを吸う人は認知症にならない」のカラクリ

以前、喫煙者の間で、「タバコを吸っている人は認知症にならない」という会話が好んで交わされました。

しかし、それは単に、**タバコを吸うことで認知症になる前に命を落としただけです**。また、認知症になればタバコの吸い方もわからなくなり、結果的に喫煙者の認知症が確認できないということもあるでしょう。

喫煙者の「タバコはストレス解消になる」という意見も、実は正しくありません。喫煙している人は依存症になっており、ニコチンが切れるとイライラします。すなわち、ストレスが生じます。

要するに、**タバコを吸うことで自ら生み出したストレスを、一時的にタバコで解消するというばかげた悪循環**に陥っているだけなのです。

WHOの調査では、喫煙による経済損失は世界全体で年間1兆4000億ドル（約200兆円）にもなることがわかっています。

日本でも、ある試算が行われました。そこでは、仮に9時から17時までの勤務中に5回、

7分ずつの喫煙タイムを取る社員がいると、1年間で約25万円のロスが出ると指摘されています。

7分ずつで5回だと、一日で35分。1か月に20日勤務しているなら700分。なお、9～17時（休みなし）で働いたときの労働時間が480分です。1日分以上の労働時間に相当します。

つまり、その人は毎月1日以上、働いていない日があるのと同じです。毎月1日以上働いていない日があるにもかかわらず、同じ給料をもらっているということになるのです。

こんな状況を、喫煙している本人も喜ばしく思えるはずはないでしょう。

■禁煙外来に行けば60％以上禁煙に成功する

自分のためにも、周囲の人たちの健康のためにも、禁煙の一択しかありません。

しかし、タバコを吸っている人はすでに依存症になっているので、意志の力ではなかなかやめられません。実際に、意志の力で禁煙できる人は10パーセント程度しかいないのです。ニコチンパッチを使うと2倍の20パーセントくらいに上がります。

タバコをやめるには、病院の**禁煙外来に行く**のが最もいい方法です。禁煙外来に通うと、60パーセント以上が禁煙できます。

いろいろなやり方があるので、まずは禁煙外来を訪ねて相談してください。禁煙外来ではある程度のお金がかかりますが、タバコ代を出し続けることを考えたら、あるいは、タバコが原因の病気治療費を出すことを考えたら、ずっと安くすみます。

だから、禁煙したいなら、個人的にも仕組みとして**吸いにくい環境**にしてしまうのが効果的です。たとえば、自宅に灰皿を置かない、禁煙の職場を選ぶ、お小遣いを減らしてそれを貯金するなど、いろいろ考えられます。

もっとも、タバコをやめる一番いい方法は「禁煙外来」に足を運ぶことです。

3章

60年のデータでわかった「運動」健康になる小さな習慣

運動は「始める」だけで要介護になりにくくなる

みなさんは、健康維持のために運動が必要だということを、すでに十分に理解しているはずです。そして、「自分ももっと運動したほうがいい」と感じている人も多いことでしょう。しかし、それが習慣になっている人は、残念ながら少数派です。

スポーツ庁の調査では、週2日以上運動している人の割合は3割くらいにすぎません（左図）。60歳くらいから運動量が増えるのですが、働き盛りの20代から40代ではかなり少ないということがデータを見ればわかるでしょう。

どうやら、定年を迎えて時間ができると、「さあ、これからは健康管理をしよう」と運動を始める人が多いようです。それももちろん素晴らしいことですが、運動の効果はすぐに表れるものではありません。もっと前からの行動が、定年後の健康を決めます。

同様に、40代の健康は、20代や30代にどう過ごしたかで決まります。私たちの調査では、若い頃に運動している人ほどその後の運動習慣が継続し、フレイル（虚弱）になりにくいことがわかっています。

とはいえ、**運動について、いつ始めても遅すぎるということはありません**。たとえ70歳

図36 運動習慣のある人は半分以下

1日30分以上の軽く汗をかく運動を1年以上継続している人の割合
【週2日以上】n＝40,000　（%）

	全体		男性		女性	
	令和5年度	令和4年度	令和5年度	令和4年度	令和5年度	令和4年度
全年代平均	27.2	27.1	30.2	30.0	24.2	24.1
10代	21.7	23.0	26.9	28.4	17.7	17.9
20代	21.1	20.8	28.1	26.4	13.6	14.9
30代	19.2	18.5	24.9	23.4	13.2	13.3
40代	22.4	21.2	26.9	25.3	17.6	16.9
50代	23.3	23.5	25.5	25.7	21.2	21.2
60代	32.3	32.3	32.4	33.2	32.3	31.5
70代	43.7	44.8	44.6	46.9	42.9	43.0
20歳以上のみ	27.3	27.2	30.3	30.1	24.4	24.3

年代別スポーツ実施率の比較

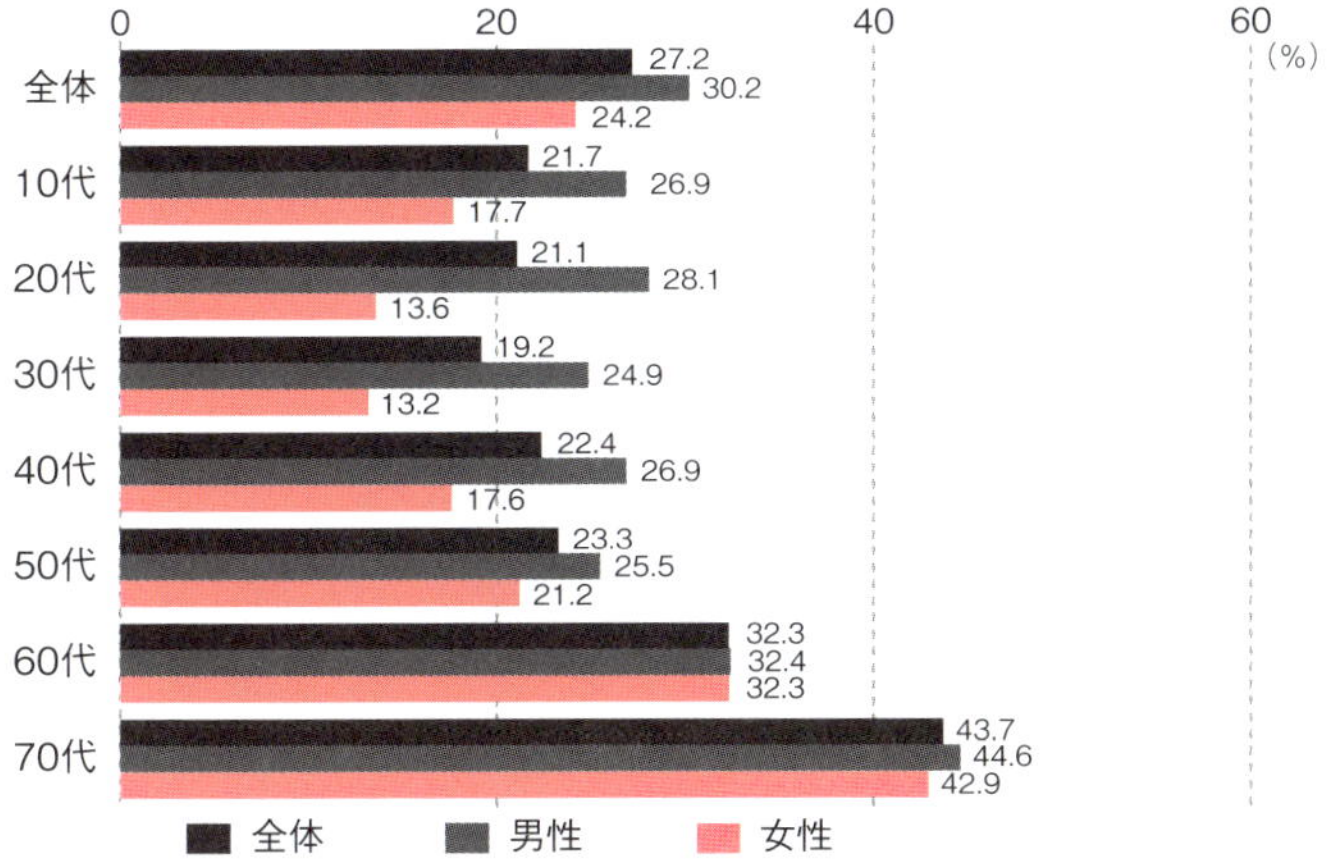

出所：スポーツ庁「スポーツの実施状況等に関する世論調査」令和5年度（2023年度）

になっていても、今から運動習慣を持つことで、80代、90代に要介護を避けられる確率が高くなります。

そして、健康のために望ましい運動とは、決してハードなものではありません。三日坊主に終わらせたくなるような、面倒なものでもありません。毎日の生活の中に、仕組みとして入れ込んでしまえばいいのです。

それでは、運動の「健康になる小さな習慣」を紹介していきましょう。

▼運動すると寿命が延びる

運動と健康の関係については、世界でも日本でもさまざまな研究がなされています。その結果、**運動によって20以上の慢性疾患が予防できる**ことがわかっています。

たとえば、がんが減ります。とくに大腸がんと乳がんが減ります。心筋梗塞、脳卒中などすべての循環器疾患が減ります。

他にも高血圧、糖尿病、脂質異常、肝障害、メタボリックシンドロームといった生活習慣病が減ります。うつも認知症も減ります。

さらには、最も効果が高いのが骨折予防です。高齢者の骨折は要介護のリスク因子ですが、**運動習慣があると2〜4割の骨折が予防できる**といわれています。

こうしたことから、運動の機会が多い人ほど、全死亡が2〜3割減り、3〜4歳ほど寿命が長くなると考えられます。

「1週間に150分の有酸素運動」

では、どんな運動をどのくらいすればいいのでしょうか。

WHOや日本の研究機関が推奨しているのが、「1週間に150分の有酸素運動」です。有酸素運動とは、筋肉を収縮させる際に酸素を使う運動で、ここでは具体的に、ジョギング、水泳、サイクリングなど、少し息が上がるけれど長い時間続けられるものを指します。ウォーキングも立派な有酸素運動です。歩くだけなら、わざわざスポーツウェアに着替えることもなく、日々の生活の中に入れ込めますね。

そこにプラスして、週に2回、筋トレを行えたらさらに理想的です。筋トレもまた、ジムに行かなければできないものではありません。さらにできればバランス運動も加えてくださない。といっても、かかとの上げ下げだけでも充分効果が見込めます。

また、**「座位時間」が長くなるほど寿命が短くなる**こともわかっています。だから、座り仕事の人は意識的に立つ時間を増やすことが重要です。

しかしながら、百貨店や飲食店のスタッフなど、いわゆる「立ち仕事」は運動とは違います。座りっ放しよりは立っているほうがいいというだけで、「仕事で立っているから運動している」と思ってはなりません。

一方で、建築現場で働くなど肉体労働をしていれば運動効果が期待できます。だから、肉体労働従事者は、週に2回の筋トレは省いてOKです。ただし、有酸素運動は意識的に取り入れたほうがいいでしょう。

運動のときは心拍数を計測しながら

早歩きや階段の上り下りについて、実際にどの程度の速度や強度で行えばいいのかは人それぞれです。その人なりの「少し息が上がる程度」にもっていければOKです。

私は普段から運動をしているので、階段もかなり速い速度で上ります。でも、それを80歳の人に求めても無理だし、かえって健康を損ねる結果になりかねません。

みなさん、それぞれのちょうどいいところを知るために、普段から心拍数を測る習慣を持つといいでしょう。

平静にしているとき、私たちの1分間の心拍数は60~70くらいです。これを、ある程度のところまで上げると「少し息が上がる」状態になります。

上げていいマックスが、「**200から自分の年齢を引いた数値**」とよくいわれます。たとえば、55歳の人なら145、63歳の人なら137がマックスであり、それを超えると体に大きな負担がかかります。

心拍数の測定には、スマートウォッチのような機器を用いてもいいですし、首や手首で脈を取るのもいいでしょう。そのときに、1分間取り続ける必要はありません。10秒間測ってそれを6倍にすれば1分間の心拍数がわかります。

こうして、自分のマックスの心拍数をしっかり把握し、それを超えない範囲で運動しましょう。

ハードすぎる運動が健康を害する理由

運動は、あまりハードだとかえって健康を害してしまいます。実際に、プロのスポーツ選手は短命な人が多いのです。

その理由としては、現役時代に限度を超えた厳しい練習を重ねてきたことが、後々、響いてくることが考えられます。

もう一つ、引退した後も、現役時代の食生活を続けてしまうというのがあるでしょう。現役の期間は相当なエネルギーを消費しますから、当然、それに見合う量を食べていいのです。しかし、長い人生からすると、現役でいるのは一部の限られた期間です。その限られた期間のための、いわば特殊な食生活で残りの人生を送れば、どうしても体重が増え、体を壊してしまいます。

ましてや、プロスポーツ選手ではないみなさんの場合、普通の食生活で対応できるレベルの運動しかしませんので、**「運動したから食べなくちゃ」は必要ありません**。

運動は朝のほうがダイエット効果が高い

私は週3回くらいジョギングをしていますが、夜の時間帯に走るという人もいます。あるいは、仕事の帰りがけにジムによって運動するという人もいるでしょう。

朝であろうと夜であろうと、運動しないよりするだけで価値はあるものの、同じ運動量なら、**朝にやったほうが代謝が進むのでダイエット効果が高く出ます**。

また、朝の日差しを浴びることで、夜のメラトニンの分泌が増え、睡眠の質が高まります。寝る前に運動したほうが寝つきはよさそうに感じるけれど、実は、朝の運動が夜の睡眠をいいものにするのです。

このように、朝の運動がおすすめである一方、ゴルフの場合、朝一番のティーショットには注意してください。

そもそも朝は血圧が上がりやすいことに加え、その日の調子がわかる1番ホールのティーショットは緊張が大きく、急激な高血圧を起こしやすいのです。その結果、脳卒中や心筋梗塞で倒れるケースが多く見られます。

とくに、脳卒中が増える50代になったら、1番のティーショットは力を抜いて打つように心がけてください。「1番ではドライバーを持たない」と決めてしまうくらいでいいかもしれません。

また、カップに向かってパットを打つときも血圧が上がります。実際に、グリーン上でパターを持ったまま発作を起こし、そのまま命を失う人もいます。

やはり、50代になったら、カップ近くに行ったボールは全部「ＯＫ」としましょう。

スポーツは仲間とやれるものを

健康長寿を目指したときの運動は、ただ体を動かせばいいのではなく、そこで**誰かとコミュニケーションをとったり、爽快感を得る**ことも大事な要素です。

たとえば、高齢者が地域のグラウンド・ゴルフに参加すれば、人と一緒に運動することで精神的にもいきいきとし、長生きする効果が大きくなります。

まだ若い人であっても、テニスや卓球など相手があるスポーツを選ぶようにしたほうがいいでしょう。もちろん、フットサルや草野球のようなチームスポーツもおすすめです。

ジョギングするにしても、1人で走るのではなく仲間を募って励まし合いながら行えたらベターです。ジムに通うなら、1人で黙々とマシンをやるのではなく、エアロビクスなどスタジオプログラムに参加して友人をつくりましょう。

登山やハイキングは、しっかり歩き足腰を鍛えるという意味で理想的です。ただし、安全性も考えて必ず誰かと同行してください。あまり難しいコースにせず、息は上がるけれどおしゃべりしながら歩ける程度のところなら最高です。

ちなみに、水泳は有酸素運動としてはとても優れていますが、骨粗しょう症の予防には向きません。室内プールだと太陽の光を浴びることもなく、屋外だったとしても自重がかからないので骨密度を保つことに寄与しないのです。

運動として水泳が大好きだというなら、プールに行くときに、ちょっと遠回りしてでも行き帰りにしっかり歩くようにするといいでしょう。

ロードバイクも水泳同様、重力が足にかからないので骨密度は増やせません。でも、有酸素運動としては優れています。

▼運動を仕組みにする

■通勤時間を運動習慣に変えよう

仕組みにできる運動法として、私がみなさんにおすすめしたいのがウォーキングです。ウォーキングというとやや大げさに感じますが、要するに「歩いてください」ということです。

歩くことによる健康効果は多くの研究で証明されており、歩数が多いと、HDL（善玉コレステロール）が増えた結果LDL（悪玉コレステロール）が下がるという報告もあります。

歩くための最適の機会は、**通勤**です。それを考慮した上で住む家を決めるくらいでいいのです。

運動効果が高いのは、少し息が上がるくらいのスピードで歩くことです。そうしたスピードで歩いて、駅まで15分かかるところに住んでいるなら、往復で30分。それを月曜日から金曜日までやったら、「1週間に150分の有酸素運動」ができてしまいます。「すでに駅に近いところに住んでいる」というなら、隣駅まで歩けばいいでしょう。

そして、電車では座らないこと。とくに、**座り仕事の人は、電車の中でまで座らないと決めましょう**。「座りたい」と思ってしまうと、座席を確保するためにストレスがたまります。でも、最初から「立っていよう」と思えば、ずいぶん気が楽になります。

加えて、駅や会社の階段を活用しましょう。通勤ラッシュの時間帯は、エスカレーターもエレベーターも列ができますね。それを待ってイライラするのではなく、すたこらさっさと階段で行きましょう。

リモートでも通勤と同じくらいの運動をする

コロナ禍以来、リモートで仕事をする人が増えました。

満員の通勤電車から解放されたり、堅苦しいスーツを着る必要がなかったり、好きなときに食事できたりと、いろいろ利点も多いリモートワークですが、運動に関してはマイナスです。自宅で仕事をしていれば、運動量はどうしても減ってしまいます。

また、一日のリズムを整えるという意味でも、リモートは不利なのです。私たちの体には日内変動リズムが備わっており、毎日、同じ時間帯に起きて、同じ時間帯に通勤するというのは、体にとって重要な意味を持っています。

そのため、**リモートで仕事をするときは、「通勤しているときと同じように」を心がけてください**。私がおすすめしたいのが「疑似通勤」です。

通勤しているときと同じ時間に起き、朝の光を浴びてスイッチを入れましょう。

そして、仕事に入る前に早足で散歩してください。もちろん、駅まで歩いて引き返してくるのでもいいでしょう。途中に坂道や歩道橋があれば、上り下りして運動量を増やしましょう。

こうして、通勤と同じように体を動かしてから仕事に入りましょう。

仕事中はトイレに行くたびにストレッチなどで体を動かしたりして、通勤しているときと同様の運動量を保ってください。

会社では「5階分」の階段を上ろう

座位時間が長い仕事に就いている人は、意識的に立ち上がって体を動かす習慣を持ちましょう。会社でフロアの移動が必要なときは、できるだけ階段で。トイレを使うときは、あえて別のフロアまで行くようにするといいでしょう。

私のオフィスは7階ですが、基本的にエレベーターは使いません。エレベータを使わないと、運動になるだけでなく、いらぬストレスからも解放されます。

デパートなどでも、なかなかエレベーターが来ず、来たと思ったら満員だったりしてイライラすることがあるでしょう。ならば階段を使ったほうが、よほどすっきりします。

みなさんも、**せめて5階分くらいは毎日、階段を上り下りしましょう**。普段から運動していないと、5階まで一気に上ればと若い人でも息が切れるはずです。その、息が切れるくらいの運動量が大切なのです。

もし、高層ビルの40階にオフィスがあるなら、エレベーターを35階で降りて残りは階段を使うようにするといいでしょう。

私が仕事でいろいろな場に行って困るのは、階段がなかなか見つけられないことです。

企業経営者は社員に健康でいてほしいなら、もっと階段の地位を上げ、いい場所に持ってくることをおすすめします。

逆に、エレベーターはものすごく速度を遅く設定して、「乗る気にならない不便なもの」にしてしまうといいでしょう。多くの人ができることではありませんが、「仕組みを作る」のイメージを膨らます材料としていただければと思います。

■買い物はスーパーよりも商店街で

会社勤めをしていない主婦・主夫などの場合、**毎日の買い物**は運動の絶好のチャンスです。実際に、イギリスでは買い物を筋トレとして推奨しているほどです。

今は、日用品や食料品も含め、なんでもインターネットで買えますが、それは健康を考えたら悪手。ネットショッピングは健康の大敵です。

一番いいのは、街の**商店街での買い物**です。商店街には車は入りにくいので、歩いて行くことになります。魚屋、八百屋、豆腐屋などを、必要に応じて巡ることで歩数も増えますし、店員さんと顔見知りになってコミュニケーションもとれます。第4章でもふれますが、人とのコミュニケーションは、健康を保つカギなのです。

商店街ではなくスーパーの場合でも、**車ではなく歩いて行きましょう**。早歩きで15分くらいかかるところにあるスーパーなら、効果的な有酸素運動もできてしまいます。

スーパーの中では、買い物カートを使わず、かごを手で持って歩き回りましょう。そして、重い荷物を下げて家に帰ってきましょう。これで筋トレも完了です。

車で買い物に行くなら、遠くに駐車しよう

肥満者だらけのアメリカ人は、どこに行くにも車を使います。買い物に出るときも車に乗り、スーパーの駐車場からは電動カートに乗り替え、そのまま買い物をしている人もたくさんいます。そして、太る食材を山ほど買って、また電動カートで車に戻るのです。

彼らは太っていることで膝や股関節を悪くし、それが理由ですぐに電動カートを利用したがり、運動不足でさらに太るという悪循環を繰り返しています。

健康になりたいなら、こうした**アメリカ人の逆をやりましょう**。車でスーパーに行くなら、駐車場では最も遠い場所に止めて入り口まで歩きましょう。遠い場所はみんなが避け

るので、空いていて車を止めやすいという利点があります。ほかの車からぶつけられるリスクも減りますし、自分がぶつけてしまう心配も減ります。

なお、買い物に行ったら、夕食のメニューを考えながら売り場をあちこち歩き回ることをおすすめします。歩数が増えて運動効果が期待できるだけでなく、料理の手順を考えることが認知症の予防にもなるからです。

食材はまとめ買いせず、毎日スーパーに向かい、メニューを考えながら買うのが健康には一番です。調味料などもストックを買い置きせず、「マヨネーズはどのくらい残っていたっけ?」と頭を使って思い出しながら、足りなくなったら買うのが理想です。

もし、家に帰ってから「しまった。マヨネーズがなかったんだ」と気づいたら、それは再び運動するチャンスがやってきたと思って、喜んで出かけ直しましょう。

こうして、こまめに動き、こまめに考えることが、体と頭の健康を保つ上で非常に重要です。それに、買い置きしなければ、常に新しいものを口にすることができますから、やはり健康にいいのです。

運動は「応援」だけでもいい

運動は自ら行うだけでなく、「**応援する**」だけでも健康に寄与します。

サッカースタジアムなどのスポーツ施設は、駅に近い都心ど真ん中ではなく、たいていちょっと不便なところにあります。そうしたところに出かけ、拍手したり声を上げたりすることは、カロリー消費につながります。

また、自分が好きなアスリートを応援していると、いい意味での興奮状態となり、気持ちの面でもいきいきします。

今は、野球やサッカーだけでなく、バスケットボールなどほかのスポーツリーグがどんどん設立されており、多くが日本各地に拠点を設けています。そうした、スポーツ組織がある地域に住むのも運動機会を増やすいい方法です。

たとえば、サッカーのJリーグチームがある地域には、下部組織もあって少年サッカーが盛んだったりします。そういうところに住んで、Jリーグチームを応援しに行くのもいいですし、自分の子どもを下部組織のサッカーチームに通わせて、応援するのもいいでしょう。どんな形でもいいから、スポーツを身近に置くというのが大切です。

歩数アプリを入れて運動を仕組み化する

今はほとんどの人が持っているはずのスマートフォン。どうせ持ち歩くのですから、いろいろなアプリを健康づくりに活用しましょう。

誰でもすぐに使えて、運動効果を高めることができるのが「**歩数アプリ**」です。たいてい、歩数に応じてポイントや特典が受け取れるようになっています。

私が愛用しているのは「ｄヘルスケア」で、ミッションをクリアするとｄポイントがもらえます。月に４４０円かかりますが、それを払っているからこそ歩いて取り返そうという気持ちになります。

ＪＡＬやＡＮＡなどの航空会社がやっている、マイルに換算できるアプリも楽しいですね。

こうしたアプリにいくつか加入しているといいのは、歩くのは自分一人でも複数の特典を同時に得られることです。

都道府県や市区町村など自治体でも、健康アプリへの取り組みが進んでいます。自治体のアプリは無料で使えるのが一番の特長です。

たとえば、「ふくおか健康ポイントアプリ」は３００ポイント貯めると県内の協力店で使えるクーポンと交換してくれます。

三重県の南伊勢町では、ＰＫＢソリューションが提供する「プラスたいみ～」を取り入れ、健診の受診率向上、歩数増加などを目指しています。

私も福島県「ふくしま県民アプリ」を使っています。ポイントを貯めて、地域の特産品のプレゼントにも応募するのが楽しみです。なお私たちの研究では、アプリを起動する回数が多い人ほど歩数が多くなり、体重も減りやすいことがわかってきました。

他にも、私が研究に関わっているものとして、大阪府の「おおさか健活マイレージ　アスマイル」や大分の「おおいた歩得」、愛媛県健康アプリ「ｋｅｎｃｏｍ」などがあります。

このように、自治体自前のもの、企業が開発したアプリを導入したものなど形態はさまざまですが、調べるといろいろ出てきます。そういうものを積極的に取り入れて、どんどん運動を仕組み化しましょう。

（※いずれも本書刊行時点での情報であり、サービス内容や料金等が変更となったり、廃止となる可能性もございます。あらかじめご了承ください）。

運動のために「犬を飼う」

集合住宅でもペットを飼えるところが増えてきました。飼っている人にとってペットはまさに家族。食事などの世話を焼くのに頭を使ったり、かわいいと感じることで幸せホルモンが分泌されたりと、ペットの存在は健康維持に大きく寄与すると考えられています。

動くのが大変な高齢者の場合は猫や小鳥がいいですが、まだ散歩する余力が残っているなら**ぜひとも犬を飼ってください**。

2024年8月14日発行の学術誌『PLOS ONE』に掲載された、国立環境研究所、東京都健康長寿医療センター、メルボルン大学の共同研究によると、犬と暮らすことで全死亡率を大幅に減らすことができることがわかったそうです。

犬を飼えば、嫌でも運動することになります。

基本的に、犬は朝と晩の2回の散歩が必要です。自分だけの散歩なら面倒になってしまうところも、かわいいペットのためなら動けるはずです。

犬の散歩はいい運動になることから、その飼い犬が亡くなって運動量が減り、太ってしまったという人もたくさんいるくらいです。

毎日、決まった時間帯に犬の散歩をしていると、同じように犬を連れた知り合いができます。これまで、仕事関係の人づきあいしかなかった人でも、自然と地域コミュニティに入っていける利点があります。

第4章で詳しく述べますが、地域の人づきあいもまた、運動と同じくらい健康にとって大事です。

▼健康になるように「住む場所」を選ぶ

■秋田の農家に肥満が増えた理由

CIRCS研究を行うなかで、秋田の農家の人たちに肥満が増えていることがわかりました。

かつて、農業従事者は身体活動量が大変多かったため、肥満はほとんど見られませんでした。ところが、整地・播種《はしゅ》・収穫などの作業に機械が使われるようになり、運動量が減ったことが大きく影響していると思われます。

そして、もう一つ、暮らしの環境が変化したことも見逃せません。

もともと、農家の住む地域は鉄道が整備された都市部から離れており、移動には車を使う習慣があります。農作業以外の運動量は案外、多くないのです。

加えて、最近では、車で行けるところにショッピングモールのような大型スーパーがで

図37 都道府県別歩数表（2016年）

	男性（20～64歳）		女性（20～64歳）	
	人数【人】	平均値【歩／日】	人数【人】	平均値【歩／日】
全国	5,598	7,779	6,554	6,776
北海道	112	7,381	144	6,051
青森県	169	7,472	194	6,010
岩手県	101	6,626	110	6,132
宮城県	103	6,803	117	6,354
秋田県	121	6,626	137	6,541
山形県	134	7,098	166	5,893
福島県	120	7,297	138	6,470
茨城県	128	7,445	145	6,471
栃木県	251	7,582	265	6,583
群馬県	170	6,964	165	6,430
埼玉県	162	8,310	169	6,880
千葉県	169	8,075	207	7,086
東京都	95	8,611	115	7,250
神奈川県	78	8,056	91	7,795
新潟県	172	7,029	196	6,186
富山県	95	7,247	120	6,074
石川県	133	7,254	152	6,465
福井県	137	7,551	144	6,732
山梨県	107	7,236	128	6,838
長野県	144	7,148	171	6,606
岐阜県	220	7,990	220	7,234
静岡県	132	8,676	147	6,975
愛知県	109	8,035	128	6,077
三重県	139	7,119	151	6,460
滋賀県	92	7,760	108	7,292
京都府	60	8,572	83	7,524
大阪府	79	8,762	116	7,186
兵庫県	111	7,782	151	6,813
奈良県	120	8,631	135	6,787
和歌山県	82	6,743	106	6,062
鳥取県	143	6,698	154	5,857
島根県	163	6,820	192	6,549
岡山県	104	8,136	132	6,042
広島県	64	7,829	75	7,357
山口県	116	7,817	131	6,969
徳島県	146	6,791	176	6,313
香川県	148	7,696	165	6,260
愛媛県	128	7,845	188	6,945
高知県	60	5,647	77	5,840
福岡県	78	7,474	109	7,155
佐賀県	105	7,283	120	6,635
長崎県	64	7,061	99	6,929
熊本県	－	－	－	－
大分県	115	7,599	140	6,954
宮崎県	119	7,022	140	5,939
鹿児島県	92	7,296	115	6,700
沖縄県	108	6,850	122	6,052

出所：厚生労働省「国民健康・栄養調査」

きました。そこに出かけては、缶コーヒーや清涼飲料水などを大量に箱買いして毎日のように飲んだり、種類豊富な菓子類をあれこれそろえて多食するようになったりしたことも肥満化に輪をかけました。

実は、私たちの運動量というのは、個人の意識の高さや従事している仕事内容によって変わるのはもちろん、**「どこに住んでいるか」がかなり左右する**のです。

182ページにあるのは、都道府県別で見た1日の平均歩数です。男性で見てみると、東京都は平均8600歩。埼玉県、千葉県、神奈川県もすべて平均が8000歩を超えています。一方で、東北地方の岩手県、宮城県、秋田県はいずれも6000歩台です。

四国でも、徳島県は男女ともに7000歩未満、高知県は6000歩未満と、やはり鉄道の便がいい都会の人のほうがよく歩き、地方の人は車を使ってしまい歩かない傾向が見てとれます。

人は住む場所の暮らしのスタイルに慣れてしまう

もちろん、これはあくまで都道府県別の話であって、たとえば、高知県でも駅に近くて動きやすいところもありますし、東京都だって車で移動するしかない辺ぴなところもあります。要するに、何県に住んでいるかが問題なのではなく、どういう場所に住んでいるかが重要だということです。

私自身、大阪から福島に引っ越してきたばかりの頃、通勤を車に替えたら、毎日の歩数が1万1000歩から3000歩に減りました。

さらに、街の食堂のご飯の盛りの多いことや、味付けが濃いことで食べすぎてしまい、あっという間に体重が2キロ増えました。

その後、「これはいかん」と思い、階段の上り下りを増やしたり、食事量を調節したりして元に戻しましたが、意識しなければどんどん太ったことでしょう。

これは、私が大阪から移動してきたから気づいたことで、ずっと福島にいたなら「これが普通」と思っているはずです。

車で移動する人たちに囲まれていれば、それが普通。

自分の足で歩く人たちに囲まれていれば、それが普通。

前者の場合でも、よほど強い意志を持って「自分は歩く」と決めて生活できれば問題ありません。でも、どちらかを選べるならば、後者にすることで強い意志などなくても自然と運動量は増えます。

家は駅から徒歩15分がベスト

これまで述べてきたように、わざわざジムに入会するよりも、通勤など日々の暮らしのなかに仕組みとして運動を入れ込んでしまったほうがいいのです。

それを考えると、「家選び」がとても重要になってきます。

158ページで述べたことを思い出してください。働き盛りの頃はどうしても運動量が減りがちです。したがって高齢者は別ですが、働き盛りの頃（実は最も運動量が少ない頃）に住むのは、**駅から早歩きで15分くらいのところ**が理想です。

あるいは、会社から15分のところでもいいでしょう。とくに、地方の不便な場所に勤め先がある場合、車での通勤が当たり前になっていると思います。こういうケースでは、思い切って勤め先から歩いて15分のところに引っ越すことを考えてみてください。

いずれにしても、少なくとも10分以上は歩かねばならないところにしましょう。というのも、運動は10分以上続けないと効果が期待しにくいからです。

借りるにしても買うにしても、駅から15分も離れると、駅前の物件より格段に安くすみます。健康になるだけでなく、経済的にも余裕が持てます。

普通に暮らしているだけで運動する仕組みをつくる

なお、この15分というのが絶妙なところで、あまり駅から離れてしまうとバスや車に乗りたくなります。これまた運動の機会を逃してしまいます。バスに乗らなくてはならない距離ならば、自転車を使うなどしたほうがいいでしょう。

ただし、前にも述べましたが自転車は有酸素運動にはなっても、自重がかからないので骨密度を増やすことはできません。また、若い男性の場合、自転車は生殖機能に影響を与える可能性があるので注意が必要です。

すでに駅に近いところに住んでいる人ならば、1駅分歩くというのもいいですが、考えてみるととても損。駅に近い物件は家賃も高いのに、そこに住んでわざわざ1駅歩くくらいなら、駅から離れた家賃が安い物件に移ることも検討しましょう。できれば、途中に坂道があればベストです。

エレベーターのない団地に住むなら、低層階ではなく、4階や5階を選びましょう。日常的に使うスーパーなどの施設についても、**歩いて15分**を念頭に置いてください。

私たちの筋肉は加齢とともに落ち、とくに、後期高齢者になると大きく減ります。そのため、60歳くらいまでに筋肉を蓄えておくことが大事になってきます。会社勤めをしているときに、通勤時間を使って筋肉を増やしておくのは非常に有効なのです。

要するに、生きているだけで運動してしまう仕組みをつくってしまえば、自然と運動量が増えるのです。

近くに公園があると運動量が増える

近くに公園があるところに住んでいる人は、そうでない人と比べて運動量が多くなる傾向にあります。家探しをするときは、**大きめの公園が近くにあるか**を確かめましょう。緑豊かで気持ちのいい公園があれば、なんとなく散歩したい気分にもなるでしょう。

また、そうした公園では、地域主催の運動イベントがよく開かれます。私が朝にジョギングしているコース途中にある公園では、6時半になるとラジオ体操が始まり、その後しばらく、いろいろな体操が行われています。

こうしたものに出勤前に参加するのは、一日の始まりとして最高です。

さらに、最近の公園には、腹筋台などさまざまな健康器具を置いてあるところが増えました。それを利用してちょっと筋トレするだけでもいいでしょう。

行政で、ウォーキングマップを作成しているケースもあります。比較的安全で、気持ちよく歩けるルートが紹介されています。

いずれも、**市区町村の広報誌やホームページ**などで調べるとわかります。住んでいる地域のサイトで探してみてください。こうした方法を活用し、お金をかけることなく賢く運動する機会を増やしましょう。

タワマンは健康に悪い

働き盛りの頃は、駅から歩かねばならないところに住んでほしいのですが、定年を迎えるような年代になったら、今度は「**便利な場所」に移る**ことをおすすめします。年齢を重ねると、どうしても出かけるのがおっくうになってきます。でも、家にこもっていれば運動量も減り、人とのコミュニケーションも減り、要介護へまっしぐらです。

駅に近い便利な場所に住んでどんどん外出し、映画やコンサートに行って刺激を得たり、イベントに参加したりしてください。

また、年代にかかわらず、**家の周囲の夜の環境**を調べておくことも大事です。

街灯の少ないところに住んでいると、夜はなかなか出歩けません。会社の帰りが遅い時間になっても、夕食後でも、安心して歩けるところを選びましょう。

ちなみに、流行のタワーマンションの高層階は、健康面を考えるとあまりおすすめはできません。

高層階では、なにかにつけエレベーターを使うことになり、しかも、それがなかなかやって来ません。結果的に、エレベーターを待つのが面倒で出歩く回数が減ります。もちろん、エレベーターを待っている時間がストレスになります。

さらに、高層階では絶えず、気がつかないレベルの微細な揺れが起きており、それが健康を阻害するのではないかという論文も出ています。

これから選べるならば、タワマンであっても5階くらいの低層階に住み、階段を使って行動するといいでしょう。

4章

60年のデータでわかった「ストレス」健康になる小さな習慣

ストレスのピークは40代で、60代には半減

SNSの普及やいじめの拡大によって、今はストレスに悩む子どももめずらしくありません。ただ、どの年代が最もストレスを抱えやすいかというと、ピークは40代です。多くの場合、社会人になった20代からストレスを感じるようになり、40代にピークを迎えます。そして、50代から徐々に下がり始め、60代には半減します。

このことからも、**ストレスの最大の原因は仕事関連**だということがわかります。そもそも仕事をやりたくない、職場の人間関係がうまくいかない、仕事内容や報酬に納得できない……など、そこにはさまざまな理由があるでしょう。

もちろん、たとえ専業主婦であっても、夫がそういう状況であれば、やはりストレスはたまるはずです。

ストレスは、そのもととなるものの大きさと、本人の「ストレス耐性」つまりどれだけ感じやすいかによって、反応の度合いも変わってきます。

日本に「ストレス」という言葉が持ち込まれたのは、戦後まもなくの1950年代だと

いわれています。その後、1980年代のバブル期になって、広く一般的に使われるようになりました。

ストレスとはもともと物理学用語で、ある物体に、外側から圧力が加えられることです。圧力で物体がゆがんでいる状態を「ストレス反応」と言います。

そして、その圧力をかけている存在を「ストレッサー」と呼び、私たちが影響を受けるものとしては、「社会的ストレッサー」「心理的ストレッサー」「物理的ストレッサー」「化学的ストレッサー」などがあります。

天候や騒音などの物理的ストレッサーや、公害物質に代表される化学的ストレッサーも大問題ではありますが、日々、多くの人を苦しめているのが、仕事や人間関係に起因することが多い社会的ストレッサーおよび心理的ストレッサーでしょう。

社会的ストレッサーと心理的ストレッサーは切り離して考えずに、同時に扱う専門家もいます。いずれにしても、これらの原因によって生じるストレスがネガティブな作用を及ぼすのは心理面だけではありません。ずばり、身体の健康も損ねます。

だからこそ、病気の原因ともなり得るストレスについて、世界中で研究が進められているのです。

それでは、ストレスの「健康になる小さな習慣」を紹介していきましょう。

▼ストレス解消法は何でも良いとは限らない

■ストレスは「気持ち」「体」「行動」の一番弱いところを突いてくる

ストレス反応がどういう形で出るかは人それぞれですが、だいたい3つのパターンに分けられます。

一つは、不安になる、イライラする、怒りの気持ちが湧く、元気が出ない、うつっぽくなる……といった①「**気持ちに出るタイプ**」です。「ああ、ストレスがかかっているな」と自覚しやすいタイプです。

一方で、気持ちに出ないため、「私はわりとストレスを感じにくい」と思っていて②「**体に出るタイプ**」も多くいます。

胃が痛い、血圧が上がる、ぜんそく発作が出る、お腹の調子が悪くなる、眠れない。円形脱毛症になる、肩が凝る、じんましんが出る……といった症状が、実はストレスによるものだったりします。いずれにしても、**自分の一番弱いところ**に出ます。私の場合は、ストレスがたまると十二指腸潰瘍が再発します。長く治らない身体症状があるときは、ストレスを疑ってみる必要があるでしょう。

さらに、気持ちにも体にも出ないという人もいて、③**「行動に出るタイプ」**という場合もあります。たとえば、暴飲暴食、ギャンブルなど自分を痛めつける行動に出ることもあれば、暴言を吐いたり、暴力を振るったりと、人に迷惑をかける行動に出ることもあります。

まずはストレス反応が**「自分はどこに出るか」を知っておく**ことが肝心です。

ストレスの研究が始まった当初は、「ストレスというネガティブな要素を減らすにはどうしたらいいか」について考えられました。でも、ストレッサー自体を排除することは難しいということがわかってきました。ストレスを減らすのは、実は非常に難しいことなのです。

そこで、ネガティブなストレスを減らすのではなく、ポジティブな要素を増やしていこうという「ポジティブサイコロジー」が注目されるようになりました。

ここで求められるポジティブな要素とは、感情ではなく**行動**です。

しかし、ネガティブな気持ちになっているときに、「もっと明るくいよう」とか「もっと楽しいことを考えよう」などと感情のコントロールを試みてもそれは無理です。そんなことをしていたら、かえってストレスになります。
ポジティブな行動の一環として、ぜひ持ってほしいのが、その人なりのいい「ストレス解消法」です。

■男性のほうがストレスをため込みやすい

197ページにあるのは、人々のストレス解消法に関して私たちが調査した結果です。男性では、「お酒を飲む」が上位に来ています。しかし、第2章でもふれたように、健康にいいのは1日1合までです。お酒はつまみをとりながらゆっくり1合程度をたしなむのがいいのであって、ストレス解消のために飲むとなると、もっと量が増えそうです。「タバコを吸う」に至っては、がんや心臓病などさまざまな病気のリスクを高めることは明らかであり、まったくおすすめできません。

そして、なにより気になるのが、男性の場合「特になし」という回答が一番多かったことです。なんと3人に1人の割合で、ストレス解消法を持っていないと認識しているのです。

図 38-1 男性におけるストレス解消法の頻度

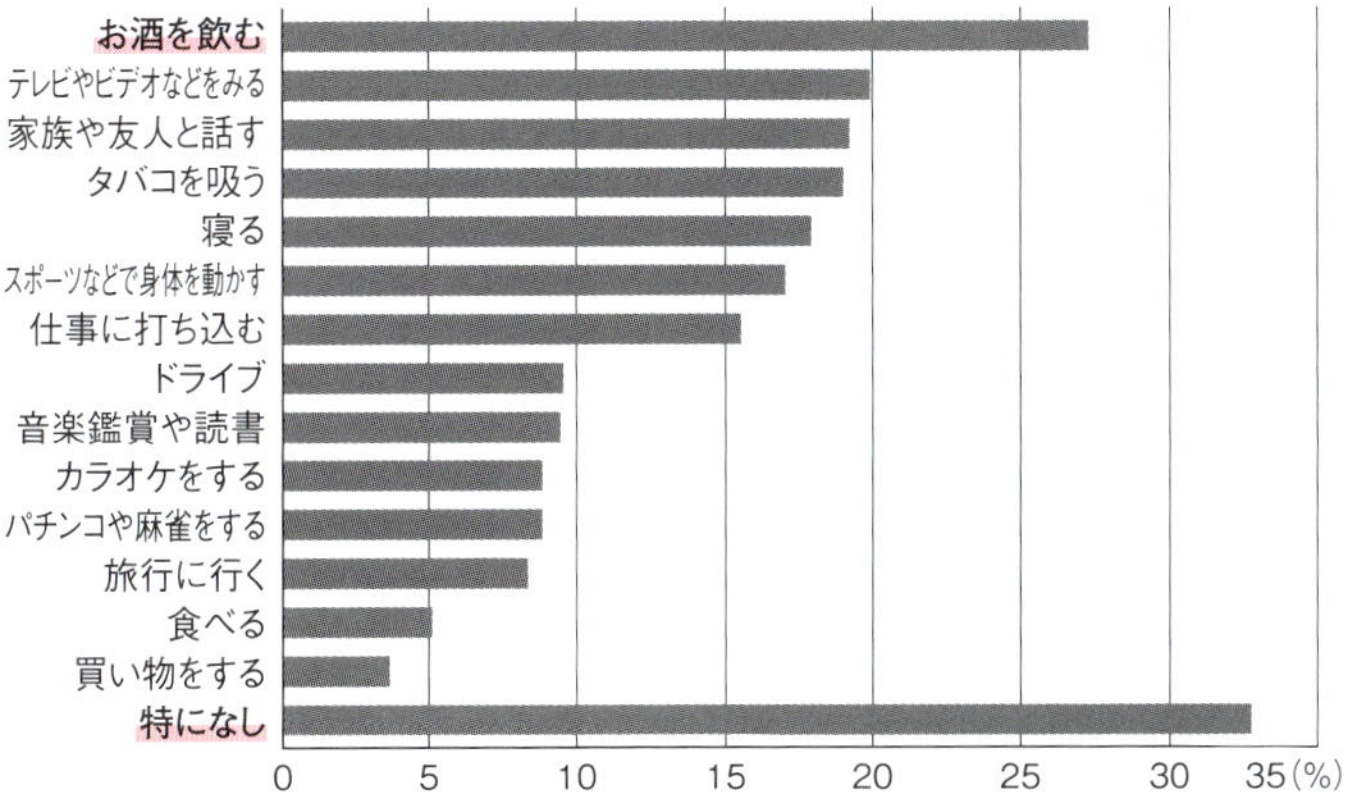

出所：Maruyama K, Iso H et al. BMJ 2008

図 38-2 女性におけるストレス解消法の頻度

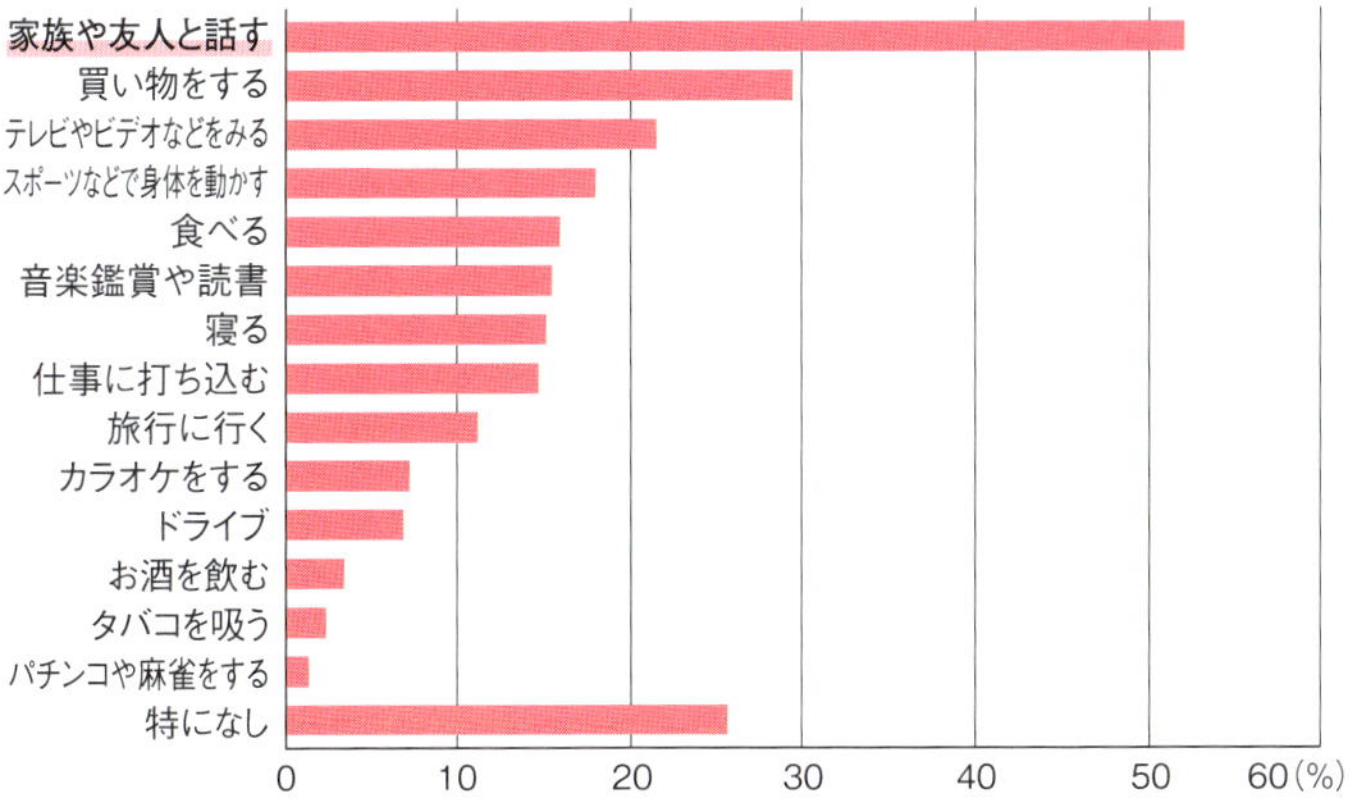

出所：Maruyama K, Iso H et al. BMJ 2008

対して、女性では「**家族や友人と話す**」が最も多く、50パーセントを超えています。

さらに、この回答を選んだ人はそうでない人に比べ、4年後に高血圧になるリスクが3割程度減少していたのです。「家族や友人と話す」というストレス解消法は、健康にいいと考えられます。

逆に、「食べる」を選んだ人はそうでない人に比べ、4年後に体重が増え、高血圧になった人の割合が1・5倍ほど多く見られました。つまり、「食べる」は推奨されるストレス解消法ではないということです。

一口に「ストレス解消法」と言っても、そこには健康を害するものもあるのです。

ちなみに、旅行や屋外スポーツなどアウトドア系のストレス解消法を持っていると、怒りの感情の発散がうまくいき、血圧に対する影響が少なく、脳卒中になりにくいことがわかっています。

怒りをためがちな人は、体を動かす方法を取るといいでしょう。

配偶者が生きているほうが長生きする

ストレス反応を減らすためには、本人の行動だけでなく、ソーシャルサポートがとても大事だということもわかっています。ストレスを感じたときには、それを1人で抱え込まずに誰かの力を借りましょう。

先の調査で、多くの女性が選んでいる「家族や友人と話す」という方法は、大正解なのです。家族や友人に相談することによってストレスの心身への影響を弱める働きがあることがわかっていますし、たとえ適切なアドバイスが得られなくても、話をしていること自体で心理的な安心感が得られたり、人に話すうちにストレスの原因を自分で整理できたりするからです。

海外の研究ではありますが、健康維持のためにいかにソーシャルサポートが大事かを示す次のような結果が出ています。

1　**配偶者の有無**

妻がいる男性は、妻と死別した人より約4年、妻と離別した人より約10年長生きする。夫がいる女性は、夫と死別した人より約2年、夫と離別した人より約4年長生きする。

2　**循環器疾患とソーシャルサポート**

いざというとき力になってくれる家族や友人を持つこと、近所づきあいや子どもの来訪回数が多いことなどが、循環器疾患の発症を予防する。

3　**がんとソーシャルサポート**

乳がんと診断されたなかで、心理的介入を受けた人と受けなかった人の予後を比べると、心理的介入を受けた人は2倍長生きした。

いかがでしょう。このように証明されているソーシャルサポートの重要性を鑑みても、男性が選んだ「酒を飲む」というストレス解消法も、1人で大量に飲むのではなく、適量のお酒を仲間とわいわいやりながら楽しんだほうがいいということがわかるでしょう。

▼笑いの知られざる健康効果

■「笑い」には統計的エビデンスがある

ストレッサーというネガティブな要素を減らせないのであれば、楽しいことなどポジティブな要素を増やしていくのがいいということは前述しました。そして改めてになりますが、ポジティブな要素とは、感情ではなく行動です。

その行動には、目標を設定したり、旅行の予定を立てたり、映画に行ったり……といろいろ考えられますが、多くの研究がなされて、最近になってエビデンスも次々出ているのが「**笑い**」です。

さて、ここで私が声を大にしてみなさんに伝えておきたいのが、**笑いは「感情ではなく行動」**だということです。

改めて、私なりに笑いを定義してみましょう。

1　笑いとは「ユーモアに対する身体的な反応」である。
2　笑いは「身体動作」と「発声」の2つから構成される。
3　笑うと腕、足など体の多くの部分の筋肉を使う。

とくに、3つ目の要素が健康に寄与しているのではないかと私は踏んでいます。笑いが起きるほど面白い気持ちになっている必要があるのではなく、笑うという身体反応であちこちの筋肉が動くからいいのだと考えているのです。

たしかに、面白いと思ったときに笑いは生じます。しかし、面白いと思っただけでは笑いにはなりません。口を開けて「はっはっは」という声を発して初めて笑いと認識されます。逆に言うと、顔と声さえそろっていれば、面白いと思っていなくても笑いは完成します。つまり、**笑いを定義するのは顔と声であり、感情は必要ありません**。「だったら、面白くなくても笑えばいいじゃん」というのが、私が日本各地で指導している「笑いヨガ」の原点でもあります。これについては後述しましょう。

■ 血糖値も血圧も笑いで下がる

笑いに関する私の疫学研究は、主に次の2つの方法で進められています。

A　笑う人とあまり笑っていない人を数年間追跡し、病気にかかるリスクに違いが出るかを見ていく。

B　地域の住民を集めて笑わせ、どのくらい健康になるかを見ていく。

Aでは、「1日1回声に出して笑っていますか?」「週に何回くらい笑っていますか」といったアンケート方式で統計をとっています。

そのときに、正確を期すために、協力者に「爆笑計」という小型の骨伝導マイクをつけて1週間生活してもらって計測し、アンケート用紙と照らし合わせ「自己申告とほぼ合致している」ということを確認しています。

そうして作成した信用性の高い調査用紙を用いて調べた結果、非常に重要なことがわかってきました。

図39 65歳以上で笑わない人は要介護になりやすい

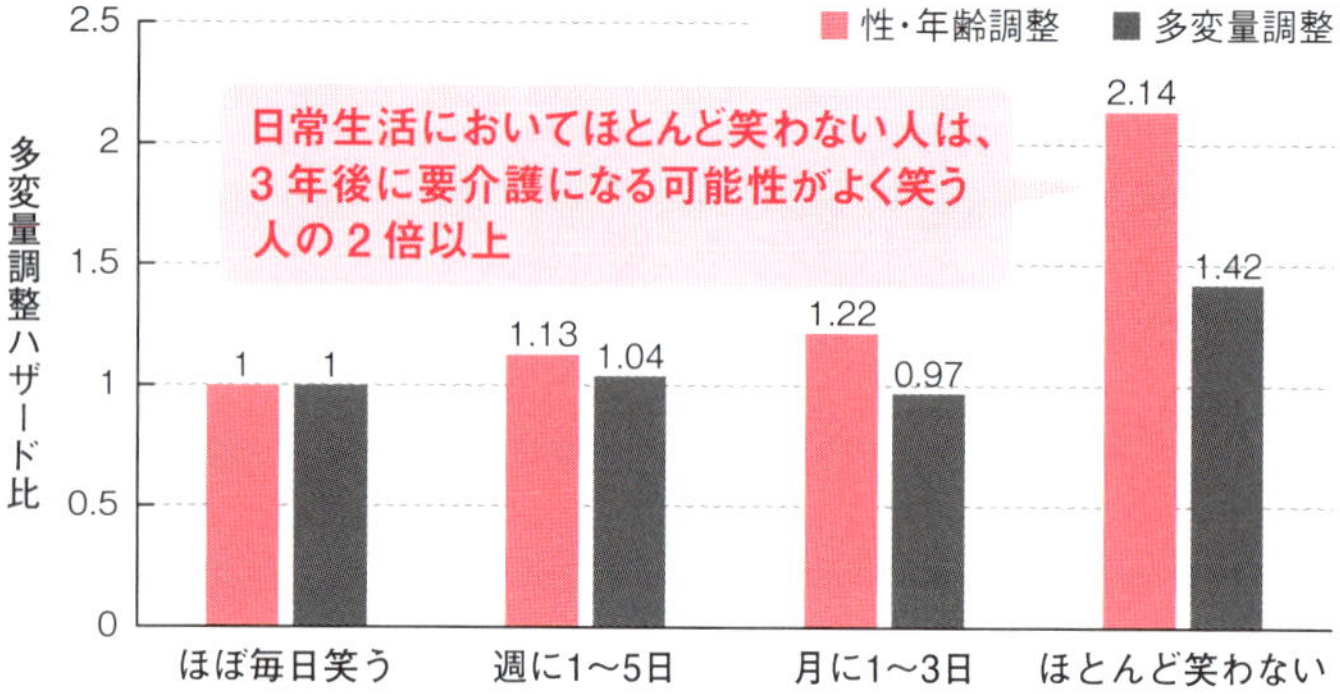

出所：Tamada Y, et al. J Epidemiol, 2021

次の図は、笑いの頻度と要介護の関連について調べた結果です。日常生活においてほとんど笑わない人は、よく笑う人と比較し、3年後に要介護になるリスクが2倍に上がっていました。

また、平均5・4年後のフォローアップでは、ほぼ毎日笑う人に対し、**月に1～3日程度とほとんど笑わない人は、糖尿病のリスクも上がる**ことがわかりました。

逆に、たくさん笑っていると血糖値も血圧も下がり、明らかな健康効果があることがわかったのです。

■「笑い」がもたらす いくつもの健康効果

次に、Ｂの研究方法について説明しましょう。

人々をどうやって笑わせればいいのかについて、私たちの研究でも、落語や漫才などを聞いてもらう方法を試しました。しかし、これで全員が笑えるわけではありません。それぞれの好みや笑いのツボがあり、地域の人たちをまとめて笑わせるには、これらはあまりいい方法ではないということがわかりました。

そこで行き着いたのが、「笑いヨガ」という方法です。

先ほど私は、笑いは「顔と声」に出る身体的な反応であると述べました。その身体的反応を、感情とは関係なくつくるのが笑いヨガです。

「弓のポーズ」とか「猫のポーズ」とかを体でつくるヨガのように、顔を笑顔にしてははっはっはと声に出すのです。これならば、どんな感情にある人でも同じようにできます。

この笑いヨガの教室に、３か月間で10回ほど参加してもらい、どのような変化があったかを見ていくと、落語や漫才に頼っていた頃よりもむしろいい効果が得られることがわかりました。

効果のなかには、「口腔機能向上」も含まれます。口腔機能が健康維持に深く関わっていることは以前からわかっており、高齢になっても自分の歯を多く残すことの重要性が言われていますね。

唾液の分泌が悪いと口腔内で細菌が繁殖しやすくなり、歯周病や糖尿病が増え、歯が抜け落ちやすくなります。もちろん虫歯も増えます。しかし、笑うことで唾液の分泌が促されます。

また、笑うときに使う筋肉は、ものをのみ込むときに使う筋肉と似ています。だから、よく笑う人は嚥《えん》下《げ》能力も高く保持され、誤嚥《ごえん》が減ると考えられます。

男性は「配偶者」、女性は「友だち」と一緒に過ごそう

JAGES研究で、「誰と一緒にいるときに最も笑っているか」について調べたことがあります。

男性の場合、トップは妻、2番が友だち、3番が子や孫でした。

一方、**女性はトップがダントツで友だち**、2番が子や孫で、夫という答えは友だちの半分くらいしかありませんでした。

あくまで傾向としての話にはなりますが、一般的に、女性は友だちをつくるのがうまいといわれます。そうした友だちと楽しく過ごしているから、夫が亡くなっても寿命は短く

なりません。しかし、夫は妻に先立たれてしまうと一気に元気を失ってしまいます。男性は、死別に限らず、離婚したりあるいは未婚だったりと、妻がいない状態だと笑う機会が減り、生命予後も悪いのです。

次に、「誰と一緒に笑っていると介護予防になるか」を調べてみました。すると、**男女ともに友だちがトップ**でした。つまり、夫婦は介護予防にはならないわけです。

この理由については、夫婦で笑っていても、家の中で完結してしまうからではないかと思います。家の中で完結させず、外に出て体を動かして、人と会って笑って……という流れが重要なのでしょう。

さらに、「どういう笑いが認知症予防にいいか」を調べてみました。結果は、1番が友だちとの笑い、2番が子や孫との笑い、3番がラジオを聞いての笑いでした。

ここでも、夫婦の笑いは認知症予防にならないことがわかりました。たぶん、お互いになれ合いになってしまっており、頭を使わないからでしょう。

友だちなら相手を不愉快にさせないように、子や孫に対してもトンチンカンなことを言わないように気を配ります。また、ラジオは耳からだけの情報だから、頭を使わないと理解できません。そういう状況で笑っていることが脳を活性化させるのではないかと、私は考えています。

「お金持ちで独身の男性」は笑いが少ない

前述したように女性の場合、夫がいようがいまいが友だちと楽しく過ごせます。だから、婚姻状態はあまり関係なく、お金があればそれだけ笑って楽しく過ごせます。

ところが男性の場合、結婚しているお金持ちはよく笑いますが、いくらお金を持っていても結婚していないとあまり笑わないのです。

子や孫の存在もいい笑いにつながりますが、結婚していないとそれも望めません。どうやら、お金持ちで独身の男性というのは、ただ稼いでいるだけであまり幸せとは言えないのかもしれません。

また、体形による傾向もあることがわかっています。

これまでもふれてきたように、太りすぎが健康を害することは、数々のデータが示しています。

しかし、ある程度の年齢になったら、少し太め、すなわち「**ちょいデブ**」**くらいはよしとしていい**のです。というのも、そのくらいの人が一番長生きだということがわかっているからです。

図40 全死亡と肥満度との関係

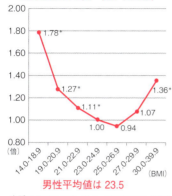

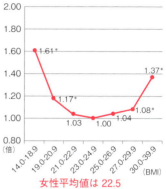

出所：Sasazuki S, et al. J Epidemiol. 2011
https://epi.ncc.go.jp/can_prev/evaluation/2830.html

上のグラフ（図40）は日本の複数の前向き研究をまとめて分析した結果です。これをみると、男性では肥満度（体重（kg）／身長（㎡））が23〜26・9kg／㎡で、女性では肥満度が21〜26・9kg／㎡で最も低くなっていることがわかります。男性のMBIの平均は約23・5、女性は22・5ですから、これは普通体重からやや太めくらいまでの体重になります。ですので、やせ過ぎも太り過ぎもよくなく、若干太めくらいでも高血圧や糖尿病など他の危険因子を持っていなければ大丈夫ということになります（肥満度の基準は18・5未満がやせ、25以上が過体重、30以上が肥満です）。また、グラフを見るとわかりますが「やせ過ぎのほうが長生きできない」は、実はかねてから言われていることでもあります。

また、笑いと肥満度の関係を調べると、やはり、ちょいデブくらいの人がよく笑うことがわかりました。かなり太っている人も、逆に痩せている人もあまり笑わず、ちょいデブの人が一番、笑うのです。

笑いはうつやうつ傾向の人にも健康効果アリ

うつ病と笑いについても、いろいろ言われています。たしかに、うつ病の人は笑わないことから、なにか相関がありそうな気がします。

ところが、うつと笑いは実はお互い独立した関係にあるのです。

笑いは、年齢とともに減っていきます。若い頃は「箸が転んでもおかしい」というほど、とにかくよく笑います。でも、年齢を重ねると笑う機会が減ります。笑いというのは、老化を測定する指標なのです。

一方で、うつは年齢に関係なく発症します。若い年代にも高齢者にもうつ病患者はいます。つまり、うつと笑いは別のものなのです。

逆に言うと、うつ病あるいはうつ傾向の人たちも、笑うことで健康効果が得られます。そして、それには笑いヨガが大きく役立つのです。

抑うつ状態にあれば、そもそも落語や漫才を面白いと思う気持ちは起きません。周囲の人がどれほど大笑いしていても、自分はそんな気になれません。ところが、感情としての笑いは無理でも、顔を動かしてはっはっはと発声することならできます。

実際に、抑うつ状態の人たちに笑いヨガを実行してもらうと、その運動によって、さまざまな健康効果が見られました。

こうしたことから、「今とうてい笑う気になどなれない」という状況にいる人ほど、笑いヨガに取り組む価値があると私は考えています。

自治会の役員で死亡率が下がる

ＪＡＧＥＳ研究で、自治会の役員をすると死亡率が12パーセント減るという結果が出ています。自治会の役員など面倒くさいと思いがちですが、いろいろな人たちとやりとりし、頭も使うことが、健康にも寄与するのです。

ていまず。

また、**ボランティア活動**を行うと、認知症や軽度認知症予防に効果があることもわかっています。

だから、こうしたことを、人のためだけでなく、自分のためにやりましょう。

これまで何度も述べてきたように、女性は、どんな形であれ地域に溶け込むのが得意です。単にお茶を飲みながらおしゃべりする会でも、こだわりなく参加して楽しみます。

ところが、長く会社勤めをしてきた男性は、つい「役割」を求めてしまいます。「こういう理由で自分が必要とされているから行く」と思えないと、なかなか動きにくいのかもしれません。

だったら、なおさら**自治会の役員**などを引き受けるといいでしょう。

どんなに小さなことでもいいのです。公園の花壇の管理、ゴミ捨て場の整理、小学生の通学見守りなど、地域が必要としているもののなかで、自分が得意だと思えることを買って出ましょう。

ただし、どういうことをやるにしろ、大事なのは地域の人々とのコミュニケーションです。会社員時代に部下に指導していたような「上から」の物言いは、地域ではきれいに捨て去りましょう。

もちろん、女性もどんどん役割を担ってください。たとえば、集合住宅の管理組合の役員や、子どもの学校のPTAなど、あたかも「外れくじ」のようにいわれていますが、**そういうことを引き受けている人は、やはり元気**です。

「無償なのにやっていられない」と考えるのではなく、「お金を払わずに、大事なコミュニティと健康体を手に入れている」と考えてはどうでしょう。

地域活動は「働き盛りの頃から」始めておく

たとえば、町内会の活動などに積極的に参加してみてください。

地域の小さなお祭りや、イベントなどにもどんどん顔を出しましょう。市区町村の広報誌や公民館などで告知されているので、情報を集めてみましょう。

なお、こうした地域の活動には、なるべく早い段階から参加しておくことをおすすめします。会社勤めをしていると、仕事関係のつながりこそが「自分のコミュニティだ」と感じるはずです。しかし、そのコミュニティは、会社を辞めたとたんに「立ち入り不可」になります。

このとき、すぐに地域のコミュニティにくら替えして溶け込めればいいのですが、会社と地域ではコミュニティのルールも構成人員も違うので、なかなかなじめずに苦労するケースもあります。

定年退職してからではなく、もっと早い**50歳くらいから、地域のコミュニティに目を向けておきましょう**。

ちなみに、最近、若い人たちに人気になっている「**シェアハウス**」は、素晴らしい試みだと思っています。

私の知人男性は、リビングやキッチン、テレワークスペースなどの共有部分と、それぞれの個室があるマンションタイプのシェアハウスで暮らしています。

ともすると、会社と自宅の往復だけになりがちな独身生活では、とうてい地域社会と接点など持てません。でも、シェアハウスに帰れば、そこにはいろいろな仕事に就いているいろいろな年代の人がおり、さまざまな価値観にふれることができます。

こうしたところで暮らした経験があれば、高齢者になってからの「地域コミュニティに溶け込めない」といった悩みとは無縁でいられるでしょう。

ご近所さんの幸せは自分の幸せにつながる

興味深いことに、会社の同僚が幸せになっても自分の幸福度合いには影響しません。やはり、利害関係があるからなのかもしれません。

このことから言えるのは、**ご近所づきあいがとても大事**だということです。

ご近所さんというのは、同僚のような利害関係にはありません。かといって、同居している家族のように慣れた関係でもありません。お互いに尊重しながら、協力したり助け合ったりということが、真にできる関係とも言えます。そういう人たちの幸せが、自分の幸福度にも大きく関わっているのです。

これからは、高齢者の一人暮らしがますます増えていきます。今は家庭を持つみなさんも、いずれ一人暮らしになるかもしれません。そうした社会において、地域のつながりは非常に大切なものだと考えてください。

とくに男性に多いのが、自分から地域に溶け込むのが下手で、変に頑固になってしまう人。しかし、誰でも根底には「1人では寂しいから誰かと話したい」という欲求があるのだと思います。

病院の受付やスーパーのレジで、後ろに待つ人の迷惑を考えず、長々と話し込んだりしているのはたいてい高齢者です。彼らは、誰かと話がしたいのです。

海外の研究で、**「1マイル（約1・6キロメートル）以内に住んでいる友だちが幸せになると、自分の幸福度が高くなる」「1マイル以内に住んでいる兄弟姉妹が幸せになると自分の幸福度が高くなる」**ということが示されています。

その幸福度は、家庭内にいる夫や妻が幸せになったときよりも高いのです。

おわりに

「いや、まさかこんなことになるとは思っていなかったので……」

毎日のように新たな患者さんが救急外来に搬送され、その中には、なんとか一命を取り留める患者さんもいます。

そういった患者さんに、聞いてみました。「血圧が高かったのに、どうしてコントロールしなかったのですか?」と。糖尿病を放置していたらしい人には、「なぜちゃんと治療しなかったのですか?」と。

すると、たいてい返ってくるのが、この答えです。「高血圧なのは知っている。糖尿病なのは知っている。でも、なにも症状がないから、こんな大事に至るとは思っていなかった」。

つまり、みんな症状だけで「自分は健康だ」と判断してしまうのです。病気があっても症状がなければ「大丈夫だ」と思い込んでしまうのです。考えてみれば、医師でもなければそれが当たり前なのかもしれません。

そこに気づいた私は、外来診察で予防の大切さから説き始めました。しかし、一日に顔を合わせる患者さんの数には限界があります。「脳卒中や心筋梗塞に罹患する人を減らすには、これでは間に合わないな」と感じ、5年間の研修医生活を終えた後、筑波大学大学院で地域医療学を学び始めました。

以来、私は、日本各地に出向き、人々の健康と生活習慣や環境について調査を続け、医師であり疫学者でもあるという立場で、地域の疾病予防活動に携わっています。

ストレスが強いと高血圧になる？

私はもともと、がんを治せる医師になりたくて医学部に進みました。最初から疫学分野を目指していたわけではありません。というのも、私が小学校4年生のとき、とてもかわいがってくれた伯母ががんで亡くなったからです。

そうして医学部に入って大学3年のときに非常に重要な試験がありました。そこでストレスがたまったのか、十二指腸潰瘍を起こしていきなり吐血してしまいました。すぐに良くなったものの、数年後に国家試験が近づいて猛勉強していたら、ストレス性の十二指腸潰瘍を再発しました。

このとき私は、ストレスが病気に強く影響していることを痛感し、その関係性を見ていきたいと思うようになりました。そして結果的に、がん治療ではなく、心療内科の道を選ぶことにしたのです。

患者さんのなかには、私と同じように、ストレスによって十二指腸潰瘍や胃潰瘍を起こしてしまったケースも結構ありました。さらに多かったのが、血圧が高い患者さんです。彼らの診察を続けるうちに、私はあることに気づきました。不条理感や不快な気持ちがあってもそれを外に出さずに我慢して、怒りの感情を自分で抑え込んでいるような人たちに、高血圧が目立って多いのです。

治療が間に合わずに命を落としてしまう人もいるのが脳卒中や心筋梗塞であり、その大きな原因が高血圧です。「高血圧とストレスは、もしかしたら関係しているのではないか?」と考えはじめた最初のきっかけでした。

「ありがとう」を言おう

では、こんなストレス過多な社会の中で、私たちはどのように生きていけばいいのでしょうか。

私はその答えは、「ありがとう」を言うことだと考えています。

SNSの承認欲求を見てもわかるとおり、私たちは自分の存在価値を確かめたくて生きているようなところがあります。

なかでも、人から「ありがとう」と感謝されることは、人生のQOLを高める上でとても重要です。一方で、感謝されるのではなく感謝することでも、QOLが大きくアップすることがわかっています。

それどころか、感謝されるより感謝するほうが心身の健康にいいということもわかってきました。感謝するということ自体が、自分のストレスを減らすと考えられているのです。「ありがとう」を言っているとき、私たちは自然に笑顔になっていますね。また、誰かに会っているからこそ、その言葉が出てきます。だから、「ありがとう」をどのくらい言っているかは非常に大事なポイントなのです。

ところが、私たちの研究で取った地域のデータでは、毎日「ありがとう」を言っている人は約7割で、残りの3割は言っていませんでした。

もしかしたら、「ありがとうなんて言う状況にないから言わないんだ」ということなのかもしれません。しかし、その状況は自分でいくらでも変えられますよね。先手必勝。こちらから、どんどんありがとうを言いましょう。

そもそも、感謝されて嫌な気分になる人などいません。自分に対して「ありがとう」を言ってくれる人を誰でも好きだし、そういう人のそばにいたいと考えるのは当然でしょう。

つまり、ありがとうをたくさん言える人の周りには多くの人が集まり、人づきあいが増えていきます。人づきあいが増えればどんどん楽しくなり、たくさんありがとうが言えるという好循環が生まれるのです。

それに、データに出ている・いないにかかわらず、「ありがとう」を伝えることは、いいことですよね。自分の周りの人も幸せにできるうえに、あなた自身も健康になれるのですから。

「ありがとう」を言葉にすること。それこそが最高の、健康になる小さな習慣です。

本書は60年以上続くＣＩＲＣＳ研究に私自身が関わって来た経験と研究成果をもとに、

主にわが国で行われている大規模疫学研究のデータ等も参考にして執筆したものです。これらの疫学研究には多くの人が多くの時間と労力を費やしております。

最初にCIRCS研究の創始者である故小町喜男先生と長年に亘ってCIRCS研究に携わり私の大学院時代の恩師である故嶋本喬先生に心から敬意と感謝を表します。また、CIRCS研究を長年牽引してこられた恩師の磯博康先生（現　国立国際医療研究センター　グローバルヘルス政策研究センター長）をはじめ、CIRCS研究に長年携わって来られた小澤秀樹先生、飯田稔先生、故小西正光先生、内藤義彦先生、佐藤眞一先生、北村明彦先生、木山昌彦先生、谷川武先生、山海知子先生、岡田武夫先生、岡村智教先生、今野弘規先生、山岸良匡先生、そして共同研究者の皆様に深く感謝申し上げます。加えて福島県立医科大学疫学講座のスタッフの多大なる支援に厚く御礼申し上げます。

またCIRCS研究は対象地域の自治体の首長及びスタッフの皆様の理解と協働により進められてきました。秋田県井川町、大阪府八尾市、高知県野市町、茨城県協和町（現筑西市）の歴代の首長である故鷲谷嘉兵衛様、故齋藤正寧様、齋藤多聞様（以上井川町）、故大橋清治様、故山脇悦司様、西辻豊様、故柴谷光謹様、田中誠太様、大松桂右様（以上八尾市）、故野嶋栄様、故木下光明様、山本清一郎様、仙頭義寛様（以上野市町）、浦井亀三様、岡野英一様、大木均様、冨山省三様、吉澤範夫様、須藤茂様（以上、協和町及び筑西市）に心より感謝申し上げます。

さらに、資料の転載をご快諾賜りました国立研究開発法人　国立がん研究センター、国立大学法人　筑波大学医学医療系の吉本尚先生に深謝いたします。

最後に、本書の企画から執筆、発刊に亘って多大なるご支援をいただきました編集者の榛村光哲様、ライターの中村富美枝様に深く感謝申し上げます。

最後に、本書をみなさんにお届けできたことを心から感謝いたします。

本当に、ありがとうございました。

著者・大平哲也

［著者］
大平 哲也（おおひら・てつや）
医療×統計の専門医

1965年、福島県生まれ。福島県立医科大学医学部疫学講座主任教授。同大学健康増進センター副センター長。大阪大学大学院医学系研究科招聘教授。

福島県立医科大学卒業、筑波大学大学院医学研究科博士課程修了。大阪府立成人病センター、ミネソタ大学疫学・社会健康医学部門研究員、大阪大学医学系研究科准教授などを経て現職。専門は疫学、公衆衛生学、予防医学、内科学、心身医学。

研修医時代の経験から、「病気になってから治療するより、まずは病気にならないよう予防することが重要だ」と考えるようになる。その後1963年から現在に至るまで60年超にわたり10,000人以上の日本人を追跡調査しつづけている「CIRCS研究」の秋田大阪スタディや、米国で1985年から約40年続いている「ARIC研究」などに携わる。

現在は、循環器疾患をはじめとする生活習慣病、認知症などの身体・心理的リスクファクターの研究および心理的健康と生活習慣との関連について研究。運動や笑いなどを使ったストレス解消法の研究でも知られており、テレビや雑誌などでも活躍している。

10000人を60年間追跡調査してわかった
健康な人の小さな習慣

2025年2月18日　第1刷発行
2025年5月21日　第3刷発行

著　者――大平哲也
発行所――ダイヤモンド社
〒150-8409　東京都渋谷区神宮前6-12-17
https://www.diamond.co.jp/
電話／03･5778･7233（編集）　03･5778･7240（販売）

装丁――――井上新八
カバーイラスト―竹田嘉文
本文デザイン―二ノ宮　匡（ニクスインク）
編集協力――中村富美枝
本文DTP――ニッタプリントサービス
校正――――三森由紀子・岩佐陸生
製作進行――ダイヤモンド・グラフィック社
印刷・製本―三松堂
編集担当――榛村光哲（m-shimmura@diamond.co.jp）

ISBN 978-4-478-12081-1